Andreas Goyert / Markus Treichler
Pirkko Ollilainen / Ludger Simon

Der krebskranke Mensch

in der anthroposophischen Medizin

Eine Hilfe zum Verständnis und Umgang
mit der Krankheit

Verlag Freies Geistesleben

CIP-Titelaufnahme der Deutschen Bibliothek

Der *krebskranke Mensch in der anthroposophischen Medizin:* eine Hilfe zum Verständnis und Umgang mit der Krankheit / Andreas Goyert ... – Stuttgart: Verl. Freies Geistesleben, 1989 (Sozialhygienische Schriftenreihe; 17)

ISBN 3-7725-0178-8

NE: Goyert, Andreas [Mitverf.]; GT

Satz und Druck: Greiserdruck, Rastatt

«Der Urgrund des Krebsproblems
ist immer der krebskranke Mensch»

K. H. Bauer

Inhalt

Zum Geleit

Die Krebskrankheit betrifft und belastet die Menschen auf vielfache Weise: als Patienten, Angehörige, Pflegende, Ärzte und Therapeuten. Weiter ringt ein Heer von Wissenschaftlern weltweit um neue Erkenntnisse für bessere Hilfen und Heilungsmöglichkeiten. «Krebs» ist die uns alle betroffen machende Krankheit, sie ist eine der größten medizinischen, sozialen und auch wirtschaftlichen Herausforderungen in unserer Zeit.

Auf wissenschaftlichem Felde läßt diese Krankheit die Unzulänglichkeit des naturwissenschaftlichen, alles Subjektive auslöschenden Denkansatzes in seiner Anwendung auf den Menschen in besonderer und krasser Weise evident werden. Sie zeigt auch den sich daraus ergebenden und wachsenden Hiatus zwischen strenger wissenschaftlicher (naturwissenschaftlicher) und sogenannter praktischer Medizin. In dieser hat der Zwiespalt zu allen möglichen – z. T. auch fragwürdigen – Entwicklungen und Therapieformen geführt.

Die in den verschiedenen Bereichen unseres Daseins auftretende Erkenntnisfrage zum Verhältnis vom Teil zum Ganzen, wie sie sich z. B. für die drängenden Problemstellungen in der Umwelt, Landwirtschaft, Soziologie, Politik und Wirtschaft stellt, bedarf für die schrittweise zu erarbeitenden Lösungsansätze und Antworten überall neuer, d. h. ungewohnter Denkbewegungen und einer Erweiterung des wissenschaftlich akzeptierten Blickfeldes.

Die Medizin steht in diesem Zusammenhang vor der ihr entsprechenden Aufgabe, die Polarität Zelle – Individuum methodisch zu überbrücken und zu bewältigen. Dazu gehört aber, den Kranken nicht nur als Objekt, als Wirt eines bestimmten Tumortyps mit Befunden und Normabweichungen anzuerkennen und diesen nach «Schema» zu behandeln, sondern ihn darüber hinaus auch als Organismus, als Gegenüber, als Person mit ihren subjektiven Befindlichkeiten, Erlebnissen und in ihren biographischen Krisen zu erfassen, zu werten und zu verstehen.

Möglichkeiten und Verständnisansätze dazu will dieses Buch vermitteln. Die Autoren arbeiten alle seit Jahren in der Filderklinik bei Stuttgart und haben alle entsprechend eigene Erfahrungen mit Krebspatienten: A. Goyert als Arzt für innere Krankheiten, M. Treichler als Psychiater und Gesprächstherapeut. Sie beleuchten die Krebs-Betroffenheiten auf der leiblichen, seelischen und geistigen Ebene und die immer bestehenden sozialen und biographischen Besonderheiten aus der Sicht der Anthroposophie. Die durch sie möglich werdende methodisch-differenzierende und ganzheitlich orientierte Betrachtung kann für Kranke wie Helfer das im Zusammenhang mit dieser Krankheit Gewußte, Erlebte und Erfahrene besser verstehen und einordnen lassen. Es wird dabei auch deutlich, wie die Fragen im Hinblick auf die Biographie und den Sinn dieser Krankheit jenseits vom Sinnlich-Wahrnehmbaren, d. h. naturwissenschaftlich Erfaßbaren liegen. Das gilt auch für die Fragen, die den Kranken, der seine Diagnose erfährt und dabei vielleicht zum ersten Mal von seinem Tod konkret und bewußt berührt worden ist, bewegen.

Zur Therapie wird hier über die Ziele, Möglichkeiten und Grenzen der naturwissenschaftlich begründeten Behandlungsweisen gesprochen und über solche, die sich aus der anthroposophisch erweiterten Medizin entwickelt haben.

L. Simon (z. Z. noch in Weiterbildung zum Arzt für innere Medizin) beschreibt aus der anthroposophischen Natur- und Menschenerkenntnis die Phänomenologie der Mistelpflanze und zeigt einen Weg zur Beantwortung der Frage: Warum ist die

Mistel ein Krebsheilmittel? P. Ollilainen (Heileurythmistin) beschreibt die ordnende, den Gesetzmäßigkeiten und der Leibesentwicklung entsprechende Heileurythmie und ihre therapeutischen Anwendungsmöglichkeiten und Ziele für den krebskranken Menschen.

Möge diese Schrift, die aus der praktischen klinischen Erfahrung und Zusammenarbeit heraus entstanden ist, für viele Betroffene hilfreich werden. Möge sie aber auch bewußt machen, daß es nur durch die entsprechende Anerkennung und Handhabung der Gesetzmäßigkeiten von Seele, Geist und Leib für Ärzte und Therapeuten möglich werden kann, ihr Wissen und Können am Bedarf und den Gegebenheiten eines einzelnen Kranken zu orientieren. Damit will diese Schrift in die Richtung weisen, in die hinein medizinisch wissenschaftlich weitergearbeitet werden muß.

Dr. med. Jürgen Schürholz
– leitender Internist – Filderklinik

Vorwort

«Krebs ist eine Erkrankung, die uns alle berührt. Knapp ein Drittel der Bevölkerung in einem Industrieland erkrankt an Krebs» (W. Jacob) und muß sich als Patient mit dieser Erkrankung auseinandersetzen; ungefähr ebenso viele Menschen werden sich als Angehörige von Krebskranken mit dieser Krankheit beschäftigen.

Für interessierte Patienten, Angehörige und Ärzte ist dieses Buch geschrieben. Wir kommen damit einem Bedürfnis nach, das uns insbesondere von Patienten, Angehörigen und von Krebsselbsthilfegruppen entgegenkommt. Es ist entstanden aus dem gemeinsamen Bemühen um eine Erkenntnis der Krebskrankheit und aus der täglichen Zusammenarbeit im therapeutischen Umgang mit krebskranken Menschen in der Klinik.

Grundlage unserer theoretischen Erkenntnisarbeit und unseres konkreten therapeutischen Tuns für unsere Patienten ist die anthroposophische Menschenkunde und Krankheitserkenntnis, wie sie von Rudolf Steiner begründet, seit 1920 in Zusammenarbeit mit Ärzten dargestellt und seitdem weiterentwickelt wurde.

Dabei handelt es sich weder in der Erkenntnis noch in der Therapie, wie sie sich aus der Anthroposophie in der Medizin ergibt und weiterentwickelt hat, um eine Alternative oder Opposition zur naturwissenschaftlichen Medizin, sondern, wie es Rudolf Steiner ausdrücklich formuliert hat, um eine Erweiterung der naturwissenschaftlichen Medizin um jenen zum Menschenwesen gehörenden Bereich des Seelisch-Geistigen, der sich einer rein naturwissenschaftlichen Methode nicht erschließt und deshalb aus der Sache heraus, dem Erkenntnis- oder Behandlungs-«Gegenstand» Mensch gemäß, eine geisteswissenschaftliche Methode fordert.

Was sich uns, den Autoren dieses Bandes, aus der Anwendung und dem Arbeiten mit der anthroposophischen Geisteswissenschaft und ihren von vielen ärztlichen und therapeutischen Kollegen erarbeiteten Erfahrung und Erkenntnissen in der Medizin und im besonderen in der Krebserkenntnis und Krebsbehandlung ergeben hat, haben wir versucht, hier zusammenzufassen.

Das Mittel zur Behandlung des krebskranken Menschen in der anthroposophischen Medizin ist das von Rudolf Steiner 1920 zur Krebstherapie inaugurierte Mistelmedikament. Es gibt heute verschiedene Mistelpräparate im Handel, deren Anwendung immer von einem in der Krebsbehandlung mit Mistel erfahrenen Arzt vorgenommen werden sollte.*

Wenn in der anthroposophischen Medizin, aus der die Entwicklung der Mistelmedikamente stammt, diese Mistelpräparate als Heilmittel gegen die Krebskrankheit angewendet werden, heißt das nicht, daß ein krebskranker Patient nicht auch im Sinne eines

* Die Medikamente sind im einzelnen: Das Iscador®, hergestellt und entwickelt im Laboratorium der Hiscia des Vereins für Krebsforschung in Arlesheim/Schweiz, Fertigung und Vertrieb durch die Weleda AG, Arlesheim/Schweiz und Schwäbisch Gmünd/BRD.
Das Viscum Abnoba®, Fertigung und Vertrieb durch Abnoba-Heilmittel GmbH, Güterstraße 53, 7530 Pforzheim, entwickelt durch das Carl Gustav Carus Institut, Am Eichhof, in 7532 Niefern-Öschelbronn.
Das Helixor®, Fertigung und Vertrieb durch die Helixor-Heilmittel-GmbH und Co., Hofgut Fischermühle, 7463 Rosenfeld; Beratung für Therapeuten durch die Sektion für Leukämie- und Krebstherapie im Verein «Gemeinschaft Fischermühle», Postfach 8, in 7463 Rosenfeld.
Das Iscucin®: Fertigung und Vertrieb durch die Wala Heilmittel Dr. Hauschka OHG in 7325 Eckwälden/Bad Boll.
Das Isorel® (Vysorel) Heilmittel, Fertigung und Vertrieb durch Novipharm, Klagenfurter Straße 164, in Potschach/Österreich.

am Patienten orientierten therapeutischen Konzeptes operiert, bestrahlt oder chemotherapiert werden kann oder muß, je nach der konkreten Krankheitssituation des individuellen Patientenschicksals. Diese Entscheidung haben jeweils die behandelnden Ärzte mit dem Patienten (und Angehörigen) gemeinsam zu treffen.

Denn die anthroposophisch erweiterte Medizin ist keine Alternative zur sogenannten Schulmedizin, sondern sie will durch die methodische Einbeziehung des Seelisch-Geistigen und der Erkenntnis der durch wiederholte Erdenleben sich entwickelnden Ich-Wesenheit des Menschen als eine Erweiterung der naturwissenschaftlich orientierten Medizin verstanden werden.

Die Misteltherapie unterstützend, ergänzend und begleitend gibt es in der anthroposophischen Medizin noch weitere, differenzierte Therapiemöglichkeiten in der Behandlung krebskranker Menschen. Dazu gehören neben der Misteltherapie weitere Medikamente aus der anthroposophisch erweiterten Medizin, je nach Tumorart, Lokalisation, Ausdehnung und Symptomatik sowie dem Allgemeinzustand des Patienten. Außerdem gibt es die künstlerischen Therapien, plastisch-therapeutisches Gestalten, Maltherapie, Musiktherapie, Sprachgestaltung als Therapie sowie die Heileurythmie, die alle als aktive, vom Patienten selbst auszuübende und ihn dadurch aktivierende Therapien angewandt werden, die ebenfalls begleitend und die medikamentöse Behandlung unterstützend wirken und die insbesondere auf den Zustand der Lebenskräfte, der Befindlichkeit, der Eigenaktivität, der Lebenszuwendung, der wieder zu gewinnenden Interessen und den Umgang mit dem eigenen Krankheitsschicksal und der Sinnfrage positiv wirken können.

Zusätzlich können, ebenfalls die Gesamttherapie unterstützend, die aus der anthroposophischen Medizin erweiterten physiotherapeutischen Maßnahmen wie Bäder, Wickel, Einreibungen und rhythmische Massage bei krebskranken Menschen nach ärztlicher Indikation zur Anwendung kommen.

In diesem Zusammenhang muß auch die Pflege des krebskranken Menschen erwähnt werden, der im häuslichen wie im klinischstationären Bereich eine ganz wesentliche Bedeutung zukommt, nicht nur bezüglich der ärztlich therapeutischen Verordnungen, die am Patienten in angemessener Weise durchgeführt werden sollen, sondern, was nicht geringer zu bewerten ist, die gezielte und aufmerksame Wahrnehmung und Pflege des subjektiven Befindens des krebskranken Menschen, der oft während eines stationären Aufenthaltes zu den Pflegenden eine spontanere und unbelastetere Beziehung haben kann als zu den Ärzten. Diese zwischenmenschlich therapeutische Beziehung zwischen Patient und Pflegenden kann, von den Pflegenden jeweils wahrgenommen und bewußt geübt, zu einem wichtigen Bestandteil im Behandlungs- und Gesundungsprozeß des Patienten werden, da in dieser Beziehung Menschlichkeit unmittelbar erscheint, unmittelbarer als in allen anderen therapeutischen Beziehungen, in denen sich die Krankheit als eine objektive Gegebenheit zwischen Arzt und Patient schiebt, und vor allem unmittelbarer als in der gerade bei krebskranken Patienten häufig anzuwendenden apparativen Diagnostik und Therapie.

Eine weitere wichtige, die Therapie unterstützende Maßnahme muß in den Ernährungsvorschlägen für Tumorkranke gesehen werden.

Für den besonders schweren Bereich des Umgangs des krebskranken Menschen mit seiner Erkrankung, für sein Erkenntnisbemühen und die Bewältigungsversuche, das persönliche Krankheitsschicksal anzunehmen, werden in der geschilderten begleitenden, die Gesamtbehandlung unterstützenden Gesprächstherapie aus anthroposophischer Menschenkunde Gesichtspunkte und Hilfen erarbeitet. Wobei eine solche anthroposophisch orientierte Gesprächstherapie mit krebskranken Menschen nicht immer von einem psychiatrisch oder psychotherapeutisch ausgebildeten Arzt ausgeführt werden muß, sondern im Prinzip, je nach dem konkreten Krankheitsschicksal, von jedem behandelnden Arzt ausgeführt werden kann.

Markus Treichler
– leitender Arzt der Abteilung Psychosomatik – Filderklinik

ANDREAS GOYERT

Das Erscheinungsbild der Krebserkrankung

Einleitung

Es ist noch kein Vierteljahrhundert her, daß die Menschen der Industrienationen von dem Glauben und der Hoffnung an die medizinische Machbarkeit der Gesundheit beherrscht wurden. «Gesundheit für alle im Jahre 2000» war das erklärte Ziel. Dieses Phänomen ist vor dem Hintergrund der großen naturwissenschaftlichen Leistungen und der vielen neuen Erkenntnisse auf allen Gebieten der Naturwissenschaft zu sehen. Es war möglich geworden, Menschen in Raumkapseln in eine Erdumlaufbahn zu katapultieren. Ein großer Menschheitswunsch schien erfüllt, als Neil Armstrong am 21. Juli 1969 als erster Mensch den Fuß auf den Mond setzte. Und sein Ausspruch «dies ist ein kleiner Schritt für mich, aber ein großer für die Menschheit», drückte aus, was die Menschheit damals bewegte. Millionen Menschen konnten dieses Ereignis am Fernsehschirm in ihren Wohnzimmern miterleben. Was früher als unmöglich angesehen wurde, war plötzlich machbar geworden. Diese Euphorie übertrug sich auch auf andere Gebiete. In der Landwirtschaft war man überzeugt, durch verstärkten Einsatz der sogenannten chemischen Keule Ernteausfälle vermeiden und damit in Verbindung mit verstärkter Düngung Ertragssteigerungen erzielen zu können, die erst eine gesunde, ausreichende Nahrungsgrundlage für die Menschheit sichern würde. Auch in dem Bereich der Medizin übertrug sich dieser Glaube an die Machbarkeit. Am 3. Dezember 1967 war es in Kapstadt Professor Christian Barnard erstmals gelungen, eine

Herztransplantation vorzunehmen. Auch hinsichtlich der Bekämpfung der Krebserkrankung waren enorme Fortschritte sichtbar. Die Entwicklung neuer chemischer Substanzen ging zügig voran und ermutigende Behandlungsergebnisse wurden vorgestellt.

Der weiteren Erforschung der Naturzusammenhänge und Naturvorgänge schien nichts mehr im Wege zu stehen, und es schien nur noch eine Frage der Zeit, bis die noch bestehenden Probleme der Lebensentstehung und des Lebens selbst gelöst und die Erkenntnisse für den Menschen nutzbar eingesetzt werden könnten.

Es ist verständlich, daß in dieser Zeit der umwälzenden Errungenschaften der Naturwissenschaft der Glaube an die Machbarkeit unerschütterlich wurde.

Warnende Stimmen gab es in dieser Zeit genug, doch sie wurden entweder absichtlich nicht gehört oder als lästige Behinderungen des allgemeinen Fortschrittes verdrängt.

Heute sind es nur noch elf Jahre bis zur Jahrtausendwende. Die Realität sieht gänzlich anders aus, als man es sich damals gedacht hat. Dabei hat der Fortschritt und die Entwicklung der Naturwissenschaft nicht abgenommen oder versagt. Im Gegenteil, der Erkenntniszuwachs ist noch nie so groß gewesen wie in den letzten Jahren. Aber der Glaube an die Machbarkeit, der Glaube, daß die uns umgebenden Probleme mit Hilfe des Erkenntnisgutes der Naturwissenschaft und der aus ihr entwickelten Technik gelöst werden könnten, ist zutiefst erschüttert. Es kommt immer mehr zum Bewußtsein der Menschheit, daß die uns umgebenden Probleme, wie z.B. die Naturzerstörung, gerade durch das Verhalten der Menschen, das sich an dem einseitig auf die Naturwissenschaft und ihre Anwendung ausgerichteten Denken ausbildete, bedingt ist.

Zudem kommt immer stärker zu Bewußtsein, daß ein Einzelnes nicht für sich besteht und betrachtet werden kann, sondern immer in einem Ganzen eingebettet ist und vor dem Hintergrund des Ganzen angeschaut werden muß. Fluor-Chlor-Kohlen-Wasserstoffe (FCKW), die u.a. als Treibgase in kleinen Spraydosen im einzelnen Haushalt benützt werden, kommen nach Jahren in die Ozonschicht der Erdatmosphäre und zerstören diese, so daß eine schädigende Wirkung weltweit induziert wird. Nicht am kleinen lokalen Ort des Einsatzes, sondern weltweit. Eine Reaktorkatastrophe in Tschernobyl hat Folgen, die weit über die nationalen Grenzen hinausgehen. Abholzung von tropischen Regenwäldern hat weltweite Klimaveränderungen zur Folge. Eine Fülle weiterer Beispiele könnten angeführt werden. Die Menschen bekommen zunehmend ein Bewußtsein davon, daß sie nicht mehr wie in früheren Jahrhunderten Bürger einer Gemeinde, einer Stadt oder Bürger einer Nation, sondern heute Weltbürger sind.

Aus diesem, hier nur in Kürze skizzierten, sich verändernden Bewußtsein heraus, wird heute der Ruf nach einer Wandlung und Umgestaltung des Denkens immer lauter und dringlicher. Auch innerhalb der medizinischen Wissenschaft wird dieser Ruf hörbar. Immer häufiger sprechen namhafte Mediziner davon, daß man den Menschen, den Patienten, in seiner Ganzheit, als Einheit von Körper, Seele und Geist sehen und begreifen müßte. Doch dieser Umdenkungsprozeß, der in solchen Äußerungen verbalisiert wird, findet in der praktischen Medizin noch keinen Niederschlag.

Nach wie vor sind die Bemühungen, von wenigen Ausnahmen abgesehen, z. B. in der Onkologie, darauf gerichtet, die lokale Krebserkrankung für sich zu sehen und durch Therapiemaßnahmen zu vernichten. Die einseitige Orientierung auf die lokale Erkrankung, auf die Einzelheit innerhalb des ganzen Menschen, führte dazu, daß der ganze Mensch immer mehr aus dem Bewußtsein verdrängt wurde und nur mehr der Tumor Gegenstand des Bewußtseins blieb. Charakteristischerweise findet die heutige Grundlagen- und Therapieforschung unabhängig vom Patienten im Labor statt.

Die Unzufriedenheit der Patienten, das Gefühl des Alleinseins, des Ausgeliefertseins gegenüber der herkömmlichen Krebstherapie ist in diesem einseitig auf die Naturwissenschaft ausgerichteten Denken der Medizin begründet.

Woran liegt es nun, daß auf der einen Seite der Wunsch ausgedrückt wird, den Menschen als Einheit von Körper, Seele und Geist zu sehen, und auf der anderen Seite, in der praktischen Anwendung, einseitig nur das Körperliche berücksichtigt wird? Diese Frage beantwortet sich dahingehend, daß man wohl das Seelische und Geistige des Menschen berücksichtigen will, daß sich dieses aber der sinnesorientierten Naturwissenschaft entzieht. Die Frage, wie organisiert sich diese Einheit von Körper, Seele und Geist im Menschen, in welcher Beziehung stehen Körper, Seele und Geist im Menschen zueinander, ist unbeantwortet. Ein Verständnis hiervon ist aber unabdingbar, wenn aus der Erkenntnis dieser Einheit heraus ärztlich-therapeutisch gehandelt werden soll.

Notwendigkeit der Erweiterung der Naturwissenschaft durch Geisteswissenschaft

Seitdem der Mensch über sich selbst und seinen Bezug zur Welt nachdenkt, haben sich ganz unterschiedliche Vorstellungen über die Weltordnung, die Natur, das Wesen Mensch und das Zusammenwirken von Körper, Seele und Geist gebildet. In dem letzten und besonders in unserem Jahrhundert hat der Mensch seine ihm eigenen geistigen Kräfte vornehmlich darauf konzentriert, die Natur in ihrer Körperlichkeit zu studieren. Dies führte in seiner Konsequenz dazu, daß die Naturwissenschaft Grundlage des Verständnisses der Welt und des Menschen selbst wurde. Die ursprüngliche Eigenständigkeit des Seelischen und Geistigen wurde geleugnet und als Folge einer natürlichen Entwicklung gesehen. Diese einseitig auf die Naturwissenschaft orientierte Denkungsart gipfelte überzeichnet im Ausgang des letzten Jahrhunderts in dem Ausspruch des Schweizer Zoologen und Anthropologen Karl Vogt (1817–1898): «Das Gehirn produziert den Geist wie die Niere den Urin.»

Dieser Ausspruch entsprang noch mehr der Euphorie und dem

Glauben, daß durch diese Denkungsart und Betrachtungsweise dem Seelischen und Geistigen, als Folge einer natürlichen Entwicklung vom Niederen zum Höheren, auf die Spur zu kommen sei. Die weitere Entwicklung der Naturwissenschaft und ihr ernormer Erkenntniszuwachs über die Zusammensetzung der Stoffe, deren Zusammenspiel in den Erscheinungen des Lebendigen, führte zu der sich immer stärker festigenden Überzeugung, daß die auf die Naturwissenschaft gerichtete Denkungsart die einzige mögliche Grundlage bietet, um Erkenntnisse über die Welt und den Menschen zu gewinnen. In unserer Zeit zeichnet sich nun ein Wandel ab. So äußert sich Joachim Illies, Anthropologe und Professor für Biologie an der Universität Gießen, in seinem Aufsatz mit dem Titel *Die Sonderstellung des Menschen im Licht der Evolutionstheorie* (1985) wie folgt: «Wollte man alle Evolutionstheorien der Menschheit zusammenfassen, so gäbe es im Hinblick auf den Menschen zwei Aussagen. Die eine heißt: Es ist der Geist, der sich den Körper baut. – Und in ihrem Sinne sind in der idealistischen Naturphilosophie des 19. Jahrhunderts wertvolle Grundlagen der Anthropologie gelegt worden. Die andere heißt: Es ist der Körper, der sich den Geist baut, und sie ist identisch mit der Grundüberzeugung vieler Zweige der modernen Evolutionsbiologie und hat zu großen neuen Einsichten in den Grund des Lebens geführt. Aber, so alt diese gegensätzlichen Ansichten ihrer philosophischen Herkunft nach auch sind, neu und bestimmend für unser Zeitalter des komplementären Denkens ist, daß wir erstmals beide Aussagen als berechtigt erkennen und damit den Menschen als ein Wesen doppelter Herkunft begreifen lernen, bei dem sich ein Strom der materiellen Evolution und ein Strom der geistigen Evolution treffen, und ihn so, wie es Teilhard de Chardin ausdrückte, in ihrem Schnittpunkt zum Schlüssel zum Kosmos machen.»[1]

In ähnlicher Weise äußert sich auch der bekannte Gehirnforscher und Nobelpreisträger John C. Eccles in seinem Buch «Gehirn und Seele», wenn er schreibt: «Es gibt jedoch sehr viel Unbekanntes in unserem Ursprung als bewußte Wesen und dieser

Ursprung transzendiert unseren evolutionären Ursprung. Der evolutionäre Ursprung unserer Körper und ihr Aufbau, der durch die einzigartigen Anweisungen der DNS-Vererbung bestimmt wird, ist im besten Fall nur eine teilweise und sicherlich keine genügende Erklärung für unsere Existenz als bewußte Wesen. So komme ich zu dem Schluß, daß jeder von uns als bewußtes Wesen die Einzigartigkeit des Menschen belegt. Der Versuch des Menschen, die Welt zu verstehen, ist ein Zeichen seiner Einzigartigkeit, aber er ging fehl, als er sich, das bewußte Wesen aus der Totalität der Erfahrungen, für die er wissenschaftliche und philosophische Erklärungen entwickelt, ausließ.»[2]

Gegen Ende des Buches schreibt Eccles: «Die Macht moderner wissenschaftlicher Techniken ist so groß, daß wir große Entdekkungen auf dem Gebiet der Gehirnforschung voraussehen können. Wir werden von bestimmten Dingen sehr viel mehr verstehen, wie z. B. von Gedächtnis und Bewegungskontrolle, aber fundamentale Probleme, wie die Rolle der Geist-Gehirn-Liaison bei der Wahrnehmung oder freier Wille, werden außerhalb jeder denkbaren Untersuchung bleiben. Es scheint, als ob diese Probleme nur auf Kosten einer völligen Veränderung der Wissenschaft in einer z. Zt. noch nicht vorstellbaren Weise gelöst werden könnten.»[3]

In diesen Ausführungen wird das Bestreben deutlich, der, als berechtigt anerkannten Naturwissenschaft, die eigenständige, übergeordnete Existenz des Geistigen hinzuzufügen. Diese neue Art des Denkens fordert eine Veränderung der Wissenschaft, die dadurch charakterisiert sein muß, daß Naturwissenschaft durch Geisteswissenschaft erweitert wird. Erst hierdurch ist die wissenschaftliche Grundlage geschaffen, Erkenntnisse über das Wesen Mensch zu gewinnen.

Rudolf Steiner (1861–1925), der Begründer der Anthroposophie, forderte eindringlich die Durchdringung und Erweiterung der Naturwissenschaft durch Geisteswissenschaft. Anthroposophie ist Geisteswissenschaft. Durch seine geisteswissenschaftliche Forschung hinterließ Rudolf Steiner ein umfassendes Werk mit einer Fülle von Anregungen, auch für die Medizin. Die durch

Anthroposophie erweiterte Medizin trägt der Steinerschen Forderung Rechnung, indem sie Naturwissenschaft und Geisteswissenschaft verbindet.

In dem von Dr. Rudolf Steiner und Dr. med. Ita Wegman (1876–1943) zusammen verfaßten Buch «Grundlegendes für eine Erweiterung der Heilkunst nach geisteswissenschaftlichen Erkenntnissen» heißt es: «Nicht um eine Opposition gegen die mit den anerkannten wissenschaftlichen Methoden der Gegenwart arbeitenden Medizin handelt es sich. Diese wird von uns in ihren Prinzipien voll anerkannt. Und wir haben die Meinung, daß das von uns Gegebene nur derjenige in der ärztlichen Kunst verwenden soll, der im Sinne dieser Prinzipien vollgültig Arzt sein kann. Allein, wir fügen zu dem, was man mit den heute anerkannten wissenschaftlichen Methoden über den Menschen wissen kann, noch weitere Erkenntnisse hinzu, die durch andere Methoden gefunden werden, und sehen uns daher gezwungen, aus dieser erweiterten Welt- und Menschenerkenntnis auch für eine Erweiterung der ärztlichen Kunst zu arbeiten.»[4]

Die durch Anthroposophie erweiterte Medizin ist dadurch gerade keine alternative Medizin, sondern der Keim einer notwendigen zukünftigen Medizin.

Die Wesensglieder des Menschen

Rudolf Steiner hat durch seine geisteswissenschaftliche Forschung eine Grundlage für das Verständnis des Menschenwesens gegeben, indem er aufzeigte, wie sich die Einheit des Menschenwesens von Körper, Seele und Geist aus dem Zusammen- und Ineinanderwirken seiner vier Wesensglieder, den Trägern des Geistigen, des Seelischen, des Lebendigen und des Leiblichen, ergibt. Seelisch-geistige Bewußtseinsinhalte bedürfen der leiblichen Grundlage. Physische Erscheinungen wiederum sind Ausdruck des Seelisch-Geistigen.

In der von Rudolf Steiner geleisteten geisteswissenschaftlichen Forschungsarbeit werden diese Wesensglieder des Menschen im einzelnen charakterisiert und ihr Zusammen- und Ineinanderwirken beschrieben. Damit wurde die Grundlage für ein neues erweitertes Menschenbild geschaffen.[5] Die verschiedenen Seins-Zustände bedingen ein unterschiedliches Verhältnis der Wesensglieder zueinander: Ob in der Jugend, im Alter, ob im Schlaf, im Träumen, im Wachen, ob in der Tätigkeit des Denkens, des Fühlens und des Wollens, ob in der Sinneswahrnehmung, der Atmung, der Verdauung, stets befinden sich die vier Wesensglieder in einem anderen Zusammenhang. Wie läßt sich nun diese Gliederung des Menschenwesens in seine vier Wesensglieder und deren Zusammenwirken besser verstehen?

Der Mensch ist das einzige Wesen, das auf der einen Seite durch seine Leiblichkeit in dem ihn umgebenden Naturzusammenhang lebt, und auf ihn angewiesen ist, das aber auf der anderen Seite sich durch seine Geistigkeit erheben und über die Naturzusammenhänge nachdenken kann und dadurch Aufschlüsse über die geistige Ordnung bekommt. Ein Bild hierfür kann das Aufrichten des Menschen aus der Horizontalen, die den natürlichen Bedingungen und Gegebenheiten entspricht, in die Vertikale sein, aus der heraus er nun ordnend und gestaltend in die Gegebenheiten und Bedingungen um sich herum eingreift.

Auch in bezug auf seine eigene Leiblichkeit hat der Mensch dieses doppelte Verhältnis. Einmal erlebt er sie, gleichsam in ihr wohnend, von innen, zum anderen erkennt er sie wahrnehmend von außen. Helmut Plessner hat dieses so zusammengefaßt: «Durch seine Ich-Haftigkeit hat der Mensch ein doppeltes Verhältnis zu seiner physischen Existenz: ‹Auf der einen Seite ist er sie, auf der anderen Seite hat er sie.›»[6] Indem Helmut Plessner hier auf die Ich-Haftigkeit des Menschen weist, bezieht er sich auf dessen geistigen Wesenskern. Dieser hebt den Menschen über alle Naturreiche heraus, verbindet ihn mit dem Geistigen und befähigt ihn, über sich selbst und die Welt nachzudenken. In dieser Ich-Haftigkeit hat der Mensch nun ein doppeltes Verhältnis zu seinem

Leibe, der in dem Naturzusammenhang steht. Indem der Mensch seine physische Existenz *ist*, taucht er mit seiner geistigen Wesenheit in die Leiblichkeit ein und bildet sie zu seinem Werkzeug. Dabei ist er naturbildend tätig. Indem der Mensch diesen Leib *hat*, steht er ihm als Werkzeug seiner geistigen Wesenheit zur Verfügung. Er kann dadurch ordnend und gestaltend in der Welt tätig sein; die eigene Leiblichkeit, die Naturhaftigkeit, wird benützt, um Kultur zu bilden. Während die kulturschaffende Tätigkeit mit Selbstbewußtsein verknüpft ist, ist die naturbildende Tätigkeit im Leibe unbewußt.

Dieser geistige Wesenskern des Menschen, das Ich, das wir, wenn es im Leibe tätig ist, Ich-Organisation nennen, ist das höchste Glied der vier Wesensglieder des Menschen. Es verleiht dem Menschen die Aufrichtekraft, hebt ihn über die Naturreiche hinaus und verbindet ihn mit dem Geistigen. Es verleiht dem Menschen seine Individualität im Geistigen, im seelischen Erleben und Empfinden, in der Gestaltung seines Lebens in der Zeit, der Biographie, die sich zu einer Zeitgestalt bildet und seine Individualität im Raum, seine körperliche Erscheinung.

Individualität bedeutet Unteilbarkeit. Unteilbar ist aber nur etwas, was keinen Anfang und kein Ende hat. Der geistige Wesenskern hat Ewigkeitscharakter und ist dem Leben, das Anfang und Ende hat, übergeordnet. Durch die Geburt verbindet sich das Geistige mit dem Leiblichen und verläßt es wieder mit dem Tode.

Außer der Tatsache, daß der Mensch durch seine Ichhaftigkeit über sich und die Welt nachdenken und vernunftmäßig urteilen kann, tritt er der Welt auch empfindend gegenüber. Der Mensch empfindet etwas als angenehm oder unangenehm. Er spürt das Begehren, die Leidenschaften und Triebe in sich. Er empfindet Sympathie oder Antipathie. Auch seine eigene Leiblichkeit kann er in Schmerz oder Lust, in Unwohlsein oder Wohlbehagen, Hunger oder Sättigkeitsgefühl empfinden. Alle diese Empfindungen sind seelische Erscheinungen. Das Wesensglied, welches den Menschen zum beseelten Wesen macht, wird in der Anthroposophie Empfindungsorganisation oder Astralleib genannt. Auch dieses Wesensglied ist im Menschen in polarer Weise tätig. Zum einen sind die Empfindungen an das Bewußtsein gebunden, d.h. sie werden seelisch erlebt. Zum anderen aber bewirken Empfindungen auch Reaktionen, die sich leiblich äußern und unbewußt sind. Zum Beispiel setzt die Empfindung eines angenehmen Speisenduftes Drüsentätigkeit in Gang: «Das Wasser läuft einem im Mund zusammen». Der Organismus «freut sich» auf die Speise. Umgekehrt führt die Aufnahme einer unangenehmen Nahrung zu Abwehrreaktionen des Organismus mit trockenem Mund bis hin zu Würgereiz und Erbrechen. Auch kann auf eine seelische Empfindung eine körperliche Bewegung erfolgen. Deutlich wird dieses beim kleinen Kind, das bei plötzlicher Freude herumhüpft, sich auf den Boden legt oder wie wild durch die Wohnung springt. Das Kind wird innerlich-seelisch so bewegt, daß sich dieses unmittelbar in die körperliche Bewegung hinein fortsetzt. Ein plötzlich einsetzender Schmerz führt zum Anhalten des Atmens, wie auch ein plötzlicher Schreck uns im wahrsten Sinne des Wortes «in die Glieder» fahren kann. Hier führt das seelische Erleben zum Bewegungsverlust, zur Starre: Der Mensch erstarrt zur «Salzsäule». Natürlich sind die Körperreaktionen an ein intaktes Nervensystem gebunden. Aber das leibliche Nervensystem ist Werkzeug, und die meßbaren nervalen Vorgänge sind körperlicher Ausdruck dafür, wie das Werkzeug benutzt wird. So zeigt sich der Astralleib einmal im bewußten Erleben, als Träger des Bewußtseins, von der Leiblichkeit distanziert, zum anderen als Impulsator der Lebensvorgänge, als Beweger, in der Leiblichkeit gebunden.

Der Unterschied zwischen diesen beiden sog. höheren Wesensgliedern des Menschen, dem Astralleib und dem Ich, wird sofort deutlich, wenn man sich folgendes vor Augen führt: Man begegnet einem Menschen, der das Gefühl der Sympathie oder Antipathie in einem auslöst. Man könnte dann unmittelbar entsprechend seiner Empfindung reagieren und den anderen umarmen oder abwehren, oder man könnte versuchen, sich von seiner Empfindung zu distanzieren und aus Gründen der Vernunft reagieren. Damit wird die Reaktion maßvoll. Während im Astralleib Sympathie und Antipathie auftritt und unmittelbar der Drang zur Reaktion besteht, greift das Ich hier ordnend, distanzierend, maßvoll gestaltend in das bewußte Seelenleben ein. Im Astralleib haben wir somit das Wesensglied zu sehen, das einmal das Empfinden, das seelische Erleben ermöglicht, und zum andern, indem er in die Lebens- und Leibesvorgänge eintaucht, diese impulsiert. Man kann ihn auch als Beweger bezeichnen. Der Astralleib wird aber beherrscht durch das Ich, das die impulsierte Reaktion ordnet und maßvoll gestaltet. Im Seelischen bewußt, im Leiblichen unbewußt. Das Wesen des Astralleibes ist am reinsten im Tierreich zu studieren. Das Tier hat nicht die Möglichkeit, sich von seinen Trieben und Instinkten zu distanzieren. Es ist in seiner leiblichen Erscheinungsform bis in die Bewegung hinein ein Bild seiner astralischen Organisation. So kann sich das Tier auch nur entsprechend seiner astralischen Organisation verhalten. Sehr schön kann man gerade beim Tier sehen, wie eine Wahrnehmung mit innerer Erregung unmittelbar den Bewegungsorganismus ergreift. Man denke an ein Reh, das friedvoll äsend plötzlich etwas wahrnimmt und katapultartig hinwegspringt.

Neben diesen zwei höheren Wesensgliedern des Menschen, dem Ich und dem Astralleib, die das Geistig-Seelische des Menschen repräsentieren, gliedert sich der Mensch in zwei weitere Wesensglieder, die nun Grundlage für die Lebensvorgänge und die sinnlich wahrnehmbare physische Leiblichkeit sind.

Das «unterste» Wesensglied des Menschen ist der physische Leib. Dieser zeigt sich in der materiellen Stoffeszusammensetzung als sinnlich-wahrnehmbare Gestalt im Raum. Die Körperlichkeit ist aus den gleichen Stoffen zusammengesetzt wie die außermenschliche Natur. Der Körper ist analysierbar, quantitativ beschreib- und faßbar und unterliegt den allgemeinen physischen Gesetzmäßigkeiten. Insofern der physische Leib belebt ist, ist er durchwoben von dem nächsthöheren Wesensglied des Menschen, dem Lebens- oder Ätherleib. Löst sich dieser Ätherleib in einem Teil oder im ganzen Organismus aus der innigen Verbindung mit dem physischen Leib heraus, so tritt notwendigerweise der Tod für den entsprechenden Teil bzw. den ganzen Organismus ein, und der physische Körper zerfällt entsprechend der äußeren natürlichen Gesetzmäßigkeit.

In den Lebensvorgängen, die sich am deutlichsten in dem ständigen Wechsel der Stoffeszusammenfügung, im sog. Stoffwechsel, im Wachstum, in der Reproduktion, zeigen, kann man geradezu eine Kraft sehen, die der physischen Gesetzmäßigkeit entgegengerichtet ist und diese überwindet. Der Säftestrom wie das Wachstum geschieht entgegen der Schwerkraft, diese gleichsam überwindend.

Blickt man auf das Leben des Menschen von der Konzeption bis zum Tode, so erkennt man, wie in der Embryonalentwicklung, in der Kindheit und Jugend die Lebensvorgänge in der Leiblichkeit sehr intensiv sind, mit zunehmendem Alter diese Intensität verlieren, und der physische Körper immer irdischer und fester wird, bis dann im Tode die Lebensvorgänge im Leibe aufgehört haben zu wirken und der Leib zu Erde wird. Das Wesen des Ätherleibes ist in der außermenschlichen Natur, neben dem Tierreich, in seiner reinsten Form im Pflanzenreich zu studieren. Der Ätherleib ist der Träger der Lebensvorgänge. Das vielfältige Leben in der außermenschlichen Natur ist Ausdruck seines Wirkens. Die Lebensvorgänge äußern sich in der Umwandlung der Stoffe. Im Wachstum, in der Reifung, in der Reproduktion und stellen einen zeitlichen Vorgang dar. Während das Mineral sich durch seine wahrnehmbare Raumesgestalt offenbart, wird das Wesen der Pflanze erst mit Einbeziehung ihrer Zeitgestalt denkerisch, imaginativ erfaßt.[7]

Der physische Leib des Menschen hat in der außermenschlichen Natur seine Entsprechung im Mineralreich. So wie das Mineral im Zustand des Gewordenen dem Erdorganismus dient und ihm die Festigkeit, die Form, die physische Substanz verleiht, so steht der physische Leib mit seinen Eigenschaften des Festen, Kalten und Toten im Dienste des ganzen Menschen und gibt ihm wie auch der Pflanzen- und Tierwelt die Grundlage des physischen Seins.

Es wurde schon darauf hingewiesen, wie der geistige Wesenskern, das Ich, dem Menschen die Individualität seiner Raumesgestalt und seiner Biographie verleiht. So wie der Ätherleib die physische Stofflichkeit ergreift und am Leben erhält, so ergreifen die höheren Wesensglieder, Astralleib und Ich, die belebte Stofflichkeit und ordnen und gestalten diese. Man kann sich vorstellen, wie das Physisch-Leibliche, die Naturhaftigkeit, gleichsam wie ein in fortwährender Bewegung, in ständiger Erneuerung, in ständigem Wachstum sich befindender Strom ist, den nun die ordnende, gestaltende Kraft des Seelisch-Geistigen ergreift, die sich dadurch ihr physisches Werkzeug im Leben bildet.

Das emotionale Seelenleben, das sich in der spontanen Reaktion äußert, wie auch das durch das Ich geordnete Seelenleben, wirkt auf unser Leben und Verhalten und gestaltet dieses. Je mehr das emotionale Seelenleben aus dem Astralleib vorherrschend ist, um so unmittelbarer wird der Einfluß auf das Leben sein, um so stärker ist das impulsierende Element. Je stärker das ordnende, alles integrierende Ich wirkt, desto geordneter und selbstbewußter wird das Leben beeinflußt und die Biographie gestaltet. Der Lebensstrom wird geprägt. In der eigenen individuellen Gestaltung der Biographie, der Form, kann man die prägende Tätigkeit des Ich erkennen, während der Astralleib, das empfindende Seelenleben, dem Leben die Farbigkeit verleiht. Dadurch aber, daß bewußte Erlebnisse dem Leben eingeprägt werden, entsteht die Fähigkeit der Erinnerung und des Vorstellens. Dieser Teil des Lebens steht dann dem Bewußtsein zur Verfügung. So sehen wir auch im Ätherleib, wie schon im Astralleib und Ich, einmal die Hinwendung zum Leibe, indem er an die Stofflichkeit gebunden, Grundlage der Lebensvorgänge ist, zum anderen die Hinwendung zum Seelisch-Geistigen, indem er von der Leiblichkeit befreit, Grundlage des Erinnerns und Vorstellens wird, individualisiert und geprägt von dem Seelisch-Geistigen.

Schauen wir nun auf das unterschiedliche Zusammenwirken der Wesensglieder in der Leiblichkeit, so findet man das leibgebundene, unbewußte, innige Zusammenwirken der Wesensglieder vornehmlich im Stoffwechselbereich, wo insbesondere die Lebensvorgänge eine ungeheure Intensität erreichen. Wenden wir den Blick von dem Stoffwechselsystem hin zum Nerven-Sinnes-Bereich, so erkennt man, wie hier die Ruhe, das Ausgeformte, das physisch Gewordene, vorherrschend wird und wie die Lebensvorgänge immer mehr zurücktreten. In dem Nerven-Sinnes-Bereich ist die physische Grundlage für die bewußte Wahrnehmung gegeben. In bezug auf das Zusammenwirken der Wesensglieder bedeutet dies, daß in diesem Bereich die Wesensglieder, Ich und Astralleib, sich vom physischen Leib befreit haben, und daß auch der Lebensleib, der Ätherleib, sich weitgehend von ihm befreit. Die freien Wesensglieder sind nun in der Seele tätig, Bewußtsein schaffend, das Werkzeug des physischen Leibes benützend.

Als dritten Bereich, zwischen dem Stoffwechsel- und dem Nerven-Sinnes-System, haben wir noch das Atmungs- und Zirkulationssystem zu sehen, das seinen organischen Ausdruck in Lunge und Herz-Gefäß-System hat. Während im Stoffwechselbereich, in der ständigen Umwandlung der Stoffe das Prinzip der Bewegung und im Nerven-Sinnes-Bereich die Ruhe, das Gewordene überwiegt, findet man nun in diesem mittleren Bereich einen ständigen Wechsel zwischen Ruhe und Bewegung, so daß gleichsam die Einseitigkeit der Pole, nämlich Bewegung und Ruhe, durch Rhythmus ausgeglichen werden.

Im Atmungsbereich herrscht noch ein bewußtes Element vor: Starke Tätigkeit im Nerven-Sinnes-Bereich und konzentrierte Wahrnehmung bewirkt eine Verlangsamung, ein Ruhiger-Werden der Atmung. Im Zirkulationssystem sind wir unbewußt: Gesteigerte Stoffwechselvorgänge, wie z.B. Fieber, führen zu einem Schneller-Werden, d.h. Bewegter-Werden des Blutes. Zwischen Atmung und Zirkulation besteht ein annähernd konstantes Verhältnis von 1:4, so daß eine Verlangsamung der Atmung auch eine Verlangsamung der Zirkulation bewirkt, wie umgekehrt ein Einfluß vom Stoffwechselsystem aus auf das Zirkulationssystem eine Veränderung des Atmungsrhythmus zur Folge hat. Man sieht, wie dieses rhythmische System zwischen den Polen des Stoffwechselsystems und Nerven-Sinnes-Systems steht und diese verbindet.

Wie wir uns im Atmungsvorgang im rhythmischen Wechsel mit der Luft der Außenwelt verbinden und uns wieder von ihr befreien, so vollzieht sich im rhythmischen System das Sich-Verbinden und Sich-wieder-Befreien der Wesensglieder. Zur Anschauung kann man sich das Bild einer «Acht» vergegenwärtigen, wobei man im oberen Pol den Nerven-Sinnes-Bereich, im unteren Pol den Stoffwechsel-Bereich und im mittleren den rhythmischen Bereich hat. Die Wesensglieder, die im oberen Teil frei wirksam sind, tauchen im rhythmischen Bereich in die Leiblichkeit ein, um gebunden im Stoffwechsel-Bereich tätig zu sein und sich dann wieder im rhythmischen Bereich zu befreien. Wie ein großer Atmungsvorgang erscheint dieses rhythmische Sich-Verbinden und Wieder-Lösen der Wesensglieder.

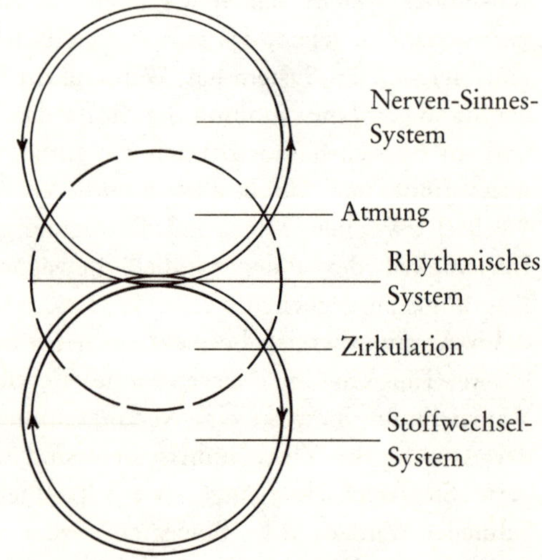

Die Wesensglieder sind im Nerven-Sinnes-Bereich von der Leiblichkeit befreit.
Im Stoffwechsel-System sind sie gebunden in der Leiblichkeit tätig.
Das Rhythmische System entsteht durch das Sich-Verbinden und Wieder-Lösen der Wesensglieder Astralleib und Ich in Bezug zur Leiblichkeit.

Nun muß man sich dieses nicht starr, sondern in ständiger Veränderung denken. Verbinden sich die Wesensglieder stärker, kommt es zur Verstärkung der Stoffwechseltätigkeit, wie wir es in leichterem Maße nach jeder Nahrungsaufnahme, in stärkerem Maße bei entzündlichen Erkrankungen haben. Die Folge davon ist eine Verminderung der Tätigkeit der freien Wesensglieder. Jeder hat schon die Erfahrung gemacht, daß die bewußte, wache Aufmerkfähigkeit nach dem Essen, stärker noch bei Fieber, nachläßt, bzw. unmöglich wird. Auch das Umgekehrte kann zur Erfahrung werden, daß wir nämlich in Zeiten starker geistiger Beanspruchung selten Fieber oder eine entzündliche Erkrankung bekommen, daß aber nach Beendigung dieser geistigen Beanspruchung, am Wochenende oder im Urlaub, uns eine Grippe heftig packt.

Auch innerhalb des Lebenslaufes können wir diese Verschiebungen des Zusammenwirkens der Wesensglieder sehen. In der Kindheit und Jugend herrscht die gebundene Tätigkeit der Wesensglieder vor. Die Zielrichtung ist die Ausbildung der Leiblichkeit, der Naturhaftigkeit. Um das 18. bis 21. Lebensjahr ist die Leiblichkeit ausgebildet. Der Mensch wird mündig, selbstverantwortlich. Er benützt nun diese Leiblichkeit und ist bildend an der Seele tätig. Er wird kulturbildend. Im Alter ist die freie seelische Tätigkeit der Wesensglieder ganz vorherrschend. Die Stoffwechseltätigkeit zieht sich immer mehr zurück. Entsprechend findet man die entzündlichen Erkrankungen vorwiegend in der Kindheit und Jugendzeit, wogegen im Alter Verhärtungskrankheiten, die dem Prinzip des Nerven-Sinnes-Poles entsprechen, vermehrt auftreten. Noch eine weitere Tatsache wird bei diesem Wechsel des Verbindens und Befreiens der Wesensglieder am Leibe sichtbar, nämlich die des Aufbaues und Abbaues. In der gebundenen Tätigkeit, die sich im Bilden der Leiblichkeit ausdrückt, wird die Leiblichkeit, sowohl im Großen des Lebenslaufes, wie auch im Kleinen, der täglichen Nahrungsaufnahme, ständig aufgebaut. Die freie Tätigkeit der Wesensglieder, das Bewußtsein, baut die Leiblichkeit dagegen ständig wieder ab, indem es sie benützt.

Die Wesensglieder und die vier Elemente

In der anthroposophischen Menschenkunde werden die vier Wesensglieder immer wieder in Beziehung gesetzt zu den vier

Elementen der griechischen Elementenlehre, nämlich Erde, Wasser, Luft und Wärme bzw. Feuer. Dabei ist das Augenmerk jedoch nicht auf die physische Erscheinungsform dieser Elemente gerichtet, sondern auf das Wesenhafte, das in der Erscheinungsform des Erdigen, des Flüssigen, des Luftförmigen und des Wärmehaften zum Ausdruck kommt.

In dem Element Erde drückt sich die Gesetzmäßigkeit des Stofflichen aus. Es ist meßbar, zählbar, wägbar. Es herrscht das Gesetz des Nebeneinander im Raume, d.h. wo ein Stoff ist, kann kein anderer sein. Diese Gesetzmäßigkeit des Elementes Erde zeigt sich in dem «untersten» Wesensglied des Menschen, im physischen Leib. Das Element Erde ist Träger des physischen Leibes.

Der Ätherleib als Grundlage aller Lebensvorgänge wird mit dem Element Wasser in Beziehung gesetzt. Dies aber nicht, weil das Wasser die Grundvoraussetzung allen Lebens ist, sondern weil sich die Gesetzmäßigkeit des Lebendigen in ständiger Umwandlung, immer in Bewegung, im Flusse zu sein, nie fest zu werden, in dem flüssigen Elemente wiederfindet. Dadurch wird das Wasser als Repräsentant des Flüssigen zur Voraussetzung allen Lebens und damit Träger des Ätherleibes.

In dem Wesen des Luftelementes findet man die Entsprechung zum Astralleib. Seit Jahrtausenden wird die Atmung mit dem Beseeltsein verbunden. In den verschiedenen Sprachen und der Dichtkunst wird immer wieder auf die Beziehung des Luftelementes zum Seelenleben hingewiesen. Man denke z.B. an die Ausdrücke wie inneres oder seelisches Klima, «ich habe ein Hoch oder Tief», oder an Begriffe wie z.B. Luftikus für den Sanguiniker, der stark durch ein emotionales Seelenleben geprägt wird, mal hier, mal dort ist, oberflächlich die Dinge berührend, himmelhoch jauchzend, zu Tode betrübt.

Auch die Beziehung des Wärme-Feuer-Elementes mit dem Ich findet in der Sprache ihren Ausdruck. So z.B. «mir geht ein Licht auf», oder «der Funken hat gezündet». «Die Begeisterung feuert an.» Auch in der Dichtkunst findet sich dieses wieder. Man denke nur an die Verse von Nietzsche:

«Ja, ich weiß, woher ich stamme,
unersättlich gleich der Flamme,
Glühe und verzehr' ich mich,
Licht wird alles, was ich fasse,
Kohle alles, was ich lasse,
Flamme bin ich sicherlich.»

Schon seit altersher wurden Naturzusammenhänge, menschenkundliche und medizinische Aspekte, mit Hilfe des sog. Elementenkreuzes veranschaulicht. Wie in der Abbildung ersichtlich,

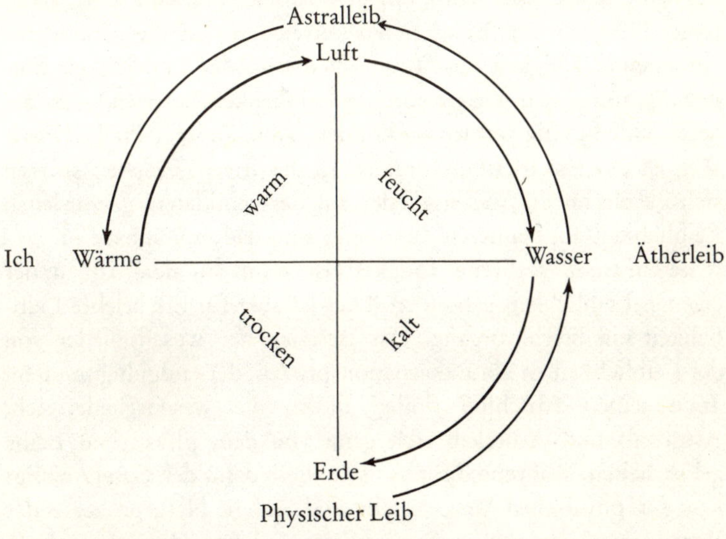

wurden die vier Elemente, Erde, Wasser, Luft und Feuer bzw. Wärme in Kreuzform dargestellt. Zwischen diesen Elementen sah man die Qualitäten. In dem Zusammenwirken der Erde und des Wassers ist das Kalte, zwischen dem Wässrigen und dem Luftigen, das Feuchte, zwischen dem Luftigen und dem Feurigen, das Warme, und zwischen dem Feurigen und Erdigen, das Trokkene zu finden. In Entsprechung des oben Dargestellten, kann dieses Elementenkreuz nun erweitert werden, indem die vier

Wesensglieder des Menschen den Elementen zugeordnet werden. Das Zusammenwirken der Wesensglieder läßt sich dadurch besser veranschaulichen. Indem die Wesensglieder ineinanderwirkend, gebunden in der Leiblichkeit tätig sind, verbindet sich das Ich mit dem Astralleib, diese dann mit dem Ätherleib und schließlich mit dem physischen Leib (Abb. innerer Pfeil). Dieser Weg ist der Inkarnationsweg. Das Verbinden des Seelisch-Geistigen mit dem Physisch-Leiblichen.

Wie in der Natur das Sich-Verbinden der Elemente Wärme, Luft, Wasser und Erde notwendig ist, damit ein Same in der Erde keimen und sprossen kann, um sich dann als blühende und fruchtende Pflanze vom Irdischen zu befreien, so ist die gebundene, aufbauende Tätigkeit der Wesensglieder an der Leiblichkeit notwendig, um – sich wieder von der Leiblichkeit befreiend – in der Seele bildend tätig werden zu können (Abb. äußerer Pfeil). Dieser Weg ist ein Exkarnationsvorgang. In der freien Tätigkeit stützen sich gleichsam die Wesensglieder auf der gebildeten, gewordenen Leiblichkeit ab, benützen diese, und sind dadurch abbauend.

Bewußtsein, seelische Tätigkeit ist somit an den Abbau der eigenen Leiblichkeit gebunden. Dies ist aber für die belebte Leiblichkeit ein Sterbevorgang. Das Befreien der Wesensglieder von der Leiblichkeit ist ein Exkarnationsprozeß, der endgültig mit dem Tode seinen Abschluß findet, indem die Wesensglieder Ich, Astralleib und Ätherleib sich ganz von dem physischen Leibe gelöst haben. Während der physische Leib dann der Gesetzmäßigkeit der physischen Welt verfällt und äußere Naturprozesse der Verwesung sich seiner bemächtigen, erringt der verstorbene Mensch durch die Befreiung seiner Wesensglieder ein höheres Bewußtsein und gliedert sich der Gesetzmäßigkeit der geistigen Welt ein.

So findet während des ganzen Lebens ein ständiges Sterben statt. Das Sterben begleitet uns auf Schritt und Tritt, und wir verdanken dem Sterbenkönnen unser Bewußtsein, unsere seelische Tätigkeit.

Aber ein weiteres Element ist noch zu berücksichtigen. Wir bleiben niemals an einem Punkt unserer Entwicklung stehen, sondern wir entwickeln uns ständig weiter. In unserem biographischen Leben werden wir durch gemachte Erfahrungen seelisch immer reicher. Wir wirken wollend handelnd in die uns umgebende Welt und in das uns umflutende Leben hinein. Unser Wirken nehmen wir wieder wahr und beurteilen es. Dieses wird zur Erfahrung und bestimmt unser weiteres Handeln. So, wie unsere Seele im Denken, Fühlen und Wollen mit dem uns umgebenden Leben und der Welt in Wechselwirkung steht und bereichert wird, so werden die höheren Wesensglieder des Menschen gestärkt durch ihre Tätigkeit im Leibe, die gebunden, aufbauend und unbewußt ist. Das individuelle Geistig-Seelische des Menschen entwikkelt sich gerade durch die unbewußte Tätigkeit im Leibe und die bewußte Tätigkeit in der Biographie, im Leben. In der leibgebundenen Tätigkeit entwickeln sich die Wesensglieder für ihre freie Tätigkeit in der Seele, die ihre Inhalte einerseits durch die Wechselbeziehung mit der uns umgebenden physischen Welt und dem Leben und andererseits durch ihre Hinwendung zur geistigen Welt bekommt. Für die Entwicklung des Geistig-Seelischen des Menschen ist also die Tätigkeit im Leibe eine Notwendigkeit. Dadurch erfährt aber auch die Leiblichkeit eine Veränderung, sie entwickelt sich, indem sie mehr und mehr von dem Seelisch-Geistigen geprägt und individualisiert wird.

Die Krebserkrankung

Kaum eine andere Erkrankung ist heute so in das Bewußtsein der Öffentlichkeit gedrungen wie die Krebserkrankung. In der Statistik der Todesursachen findet man heute in den Industrienationen die Krebserkrankung an zweiter Stelle, nach den Herz- und Kreislauferkrankungen. Jeder dritte bis fünfte Bundesbürger erkrankt heute an Krebs. Jeder fünfte Bundesbürger stirbt infolge seiner Krebserkrankung.

Die Zahlen machen verständlich, warum diese Erkrankung heute immer wieder als Geisel der Menschheit apostrophiert wird und viele Menschen in der Diagnose der Krebserkrankung ein Todesurteil sehen.

Noch um die Jahrhundertwende lag die Krebserkrankung an siebter Stelle der Todesursachen. Die meisten Menschen starben damals in jüngeren Jahren an Infektionskrankheiten. Heute braucht man sich kaum noch vor diesen Infektionskrankheiten zu fürchten. Die Lebenserwartung der Menschen ist ständig gestiegen, und in zunehmendem Maße wird das Krankheitsspektrum bestimmt durch chronische und zur Verhärtung neigende Erkrankungen. Die zahlenmäßige Zunahme der Krebserkrankungen erklärt sich auch aus der steigenden Lebenserwartung. Der Krebs ist eigentlich eine Erkrankung des Alters.[8]

In Ländern mit geringerer Lebenserwartung, wie in der dritten Welt, sind Krebserkrankungen eher eine Seltenheit. Hier sind nach wie vor Infektionskrankheiten die häufigsten Todesursachen.

Die naturwissenschaftliche Forschung hat in den letzten Jahrzehnten enorme Anstrengungen unternommen, um die Ursachen und Bedingungen, die zur Entstehung dieser Krankheit führen, zu erkunden. Eine Vielzahl neuer Erkenntnisse konnte durch diese Bemühungen gewonnen werden. Doch wurde, entsprechend des naturwissenschaftlichen Ansatzes, der Blick beinahe ausschließlich auf die kleinsten Teile des Organismus, nämlich die Zellen und die molekularen Vorgänge gerichtet. In zunehmendem Maße beschäftigte man sich mit dem Krebs und nicht mehr mit dem an Krebs erkrankten Menschen. Konsequenterweise wurde so auch die Krebsforschung in Laboratorien zentriert, die nun, unabhängig von Patienten, mit Krebszellen experimentieren. Diese Krebszellen, die vielfach von Patienten, die schon vor Jahren oder Jahrzehnten an ihrer Krebserkrankung gestorben sind, stammen, können immer weiter am Leben erhalten und vermehrt werden. Durch diesen Forschungsansatz wird der einzelne an Krebs erkrankte Mensch eliminiert. Auch die therapeutischen Überlegungen beruhen auf diesem Ansatz, daß das Krebsproblem in der Zelle und den molekularen Vorgängen zu suchen und zu bekämpfen sei. In der Beurteilung der Therapie versucht man daher konsequent den individuellen Menschen zu eliminieren, indem man in Studien zahlenmäßig große Gruppen bildet und statistische Auswertungen vornimmt.

Vor diesem Hintergrund wird verständlich, daß der einzelne an Krebs erkrankte Patient sich heute in dem spezialisierten Medizinwesen nicht mehr angenommen und als Mensch respektiert fühlt. Oft hört man die Patienten sich äußern: «Man ging mit mir um und behandelte mich wie ein Ding»! Der Patient fühlt sich als Mensch außenstehend, alleingelassen. Seine Krankheit ist Gegenstand des Interesses, er nicht.

Eine durchgreifende Änderung dieser Situation kann sich nur ergeben, wenn eine Wandlung des wissenschaftlichen Denkens und des daraus resultierenden Forschungsansatzes in dem Sinne vollzogen wird, daß das Wesen der Erkrankung nicht ausschließlich in den kleinsten Teilen des Organismus gesucht wird, sondern die Vorgänge und die Veränderungen in den Zellen, den Teilen, als Ausdruck einer Störung des Gesamtorganismus in seiner Einheit aus belebtem Leib, Seele und Geist gesehen wird. Dann wird auch in der Therapie der einzelne Mensch im Mittelpunkt stehen mit *seiner* Erkrankung, die, gemäß allgemeingültigen Gesetzmäßigkeiten, im Physisch-Leiblichen in Erscheinung tritt, die aber darüber hinaus subjektiv von dem Patienten in seinem seelischen Erleben, seinem Befinden wahrgenommen wird und die in der Einzigartigkeit der Biographie des Patienten eine für ihn eigene Bedeutung hat.

Das physische Erscheinungsbild der Krebserkrankung

Schauen wir auf die leibliche Seite der Krebserkrankung, also auf das im Physischen Erscheinende, das mit den Sinnen, bzw. den durch technische Geräte, wie z.B. das Mikroskop, verfeinerten Sinnen wahrgenommen und untersucht werden kann, so stehen uns hier die enormen Erkenntnisse der Naturwissenschaft hinsichtlich der Krebserkrankung zur Verfügung. Es kann nicht Sinn und Anliegen dieser Darstellung sein, im einzelnen näher auf diese Erkenntnisse einzugehen, dennoch soll im folgenden versucht werden, allgemeinverständlich etwas darzustellen, das für die weiteren Betrachtungen von Bedeutung erscheint. Man unterscheidet heute etwa hundert verschiedene Krebserkrankungen. Ca. 90 Prozent hiervon sind die eigentlichen Krebse, die Karzinome, die aus Epithelzellen hervorgehen, d.h. aus Zellen, die die äußersten Haut- und Schleimhautschichten bilden und Drüsen auskleiden. Die übrigen zehn Prozent verteilen sich auf andere bösartige Neubildungen, wie die Sarkome, die im Bindegewebe entstehen und die Leukämien und Lymphome, die aus den blutbildenden Zellen des Knochenmarks und den Lymphknoten hervorgehen. Die verschiedenen Krebsarten werden nach den Organen, in denen sie entstehen, und den beteiligten Zelltypen benannt. Manche Organe werden bevorzugt von Krebs befallen, andere sehr selten. So sind etwa die Hälfte aller Krebstodesfälle bedingt durch Karzinome von Lunge, Darm und Brust. Ferner treten verschiedene Krebserkrankungen vorwiegend in der Jugendzeit, wie z.B. Leukämien, Lymphome oder Knochentumoren auf, andere im höheren Lebensalter, wie z.B. Dickdarm- oder als besonderes Beispiel Prostatakrebs.[9]

Was zeichnet nun die Krebserkrankung im physischen Erscheinungsbild aus? Der menschliche Körper ist ein gegliedertes Ganzes, in dem die Teile, die Organe und die Zellen hinsichtlich ihrer Gestalt und Funktion im Dienste des Ganzen stehen. Jedes Organ und jede Zelle hat ihre Struktur und Funktion, die ganz spezialisiert auf eine Aufgabe hin ausgerichtet ist. Eine Drüsenzelle der Magenschleimhaut sieht anders aus als eine Leberzelle, diese wieder anders als eine Nervenzelle; und keine kann die Aufgabe der anderen übernehmen. Alle stehen aber im Dienste des ganzen Organismus. Dieses übergeordnete Ordnungsgefüge ist nun bei der Krebserkrankung durchbrochen. Die einzelne Krebszelle und die Krebsgeschwulst brechen aus der ganzheitlichen Ordnung aus und führen gleichsam ihr eigenes Leben, verselbständigen sich zu Lasten des Organismus. Während das histologische, feingewebliche Bild eines normalen Organteiles einen geordneten, ruhigen Eindruck durch Gleichförmigkeit der Zellen vermittelt, erscheint ein durch Krebs verändertes Gewebe extrem ungeordnet, unruhig, mit Vielgestaltigkeit der Zellen. Die Krebsgeschwulst selbst zeigt ebenfalls keine einheitliche Gestaltung. Ihr Verhalten ist ganz auf die eigene Vermehrung und das Wachstum ausgerichtet. Ohne Rücksicht auf bestehende Organgrenzen wächst die Krebsgeschwulst in das sie umgebende Gewebe hinein und zerstört dieses. Durch Absiedeln von einzelnen Zellen in Lymphbahnen oder Blut gelingt es der Krebsgeschwulst, an andere Orte des Organismus Tochterabsiedlungen, sog. Metastasen, zu setzen, die nun ihrerseits wiederum sich vermehren und wachsen. Die einheitliche Ordnung, die Gestaltung des Organismus wird zerstört, und es treten Ungestalten auf.

Während des Lebens findet eine ständige Erneuerung des Organismus statt. Zellen teilen sich, reifen heran, differenzieren sich und sterben nach einer gewissen Lebenszeit wieder ab. Jeden Tag werden so bei einem erwachsenen Menschen ca. 350 Milliarden Zellen[10] neu gebildet, und stets bleibt die einheitliche Gestalt, Ordnung und Funktion erhalten. Dieses geheimnisvolle Gleichgewicht des Entstehens, Reifens und Vergehens wird nun bei der

Krebserkrankung aufgehoben. Die Hervorbringung neuer Krebszellen geschieht in beschleunigtem Maße. Eine Reifung findet kaum mehr statt, und das Absterben der Krebszelle geschieht nur, wenn ihr die Ernährungsgrundlage entzogen wird. Dabei ist es der Krebsgeschwulst auch selbst möglich, mit für eine ausreichende Ernährung für sich zu sorgen, indem ihre Zellen einen Stoff produzieren, der nahegelegene Blutgefäße veranlaßt, neue Kapillaren zu bilden, die dann zu der Geschwulst hinwachsen und in sie eindringen und nun mit Nahrung versorgen.[11] So erreicht die Krebsgeschwulst im Prinzip ein uneingeschränktes Wachstum mit anhaltender Lebensfähigkeit. Innerhalb des Organismus entsteht an einem Ort ein allmählich immer größer werdender autonomer Bezirk. Dieser ging ursprünglich aus dem einheitlichen Organismus hervor, löste sich aber aus dessen einheitlicher Ordnung und lebt nur noch nach der eigenen Gesetzmäßigkeit des Hervorbringens und Wachsens, dabei den Mutterorganismus allmählich zerstörend.

Hier stellen sich dem unbefangenen Betrachter sofort zwei Fragen.

1. Wie kann es möglich sein, daß der einheitliche Organismus es zuläßt, daß ein Teil von ihm aus dem Gesamtzusammenhang herausfällt und in ihm und auf seine Kosten ein eigenes, für den Organismus fremdes, zerstörendes Leben führt?
2. Welches sind die Ursachen und Bedingungen dafür, daß eine normale, dem Organismus angehörende Zelle bei der Zellteilung maligne entartet, d.h. eine Krebszelle wird.

Diese beiden Fragen sind die Grundfragen, die die Krebsforscher seit Jahren beschäftigen. Eine Antwort konnte bisher nicht gefunden werden.

Hinsichtlich der ersten Frage wurden gerade in den letzten Jahren intensivste Forschungen unternommen. Grundlage des Forschungsansatzes ist das sog. Immunsystem, das Abwehrsystem des menschlichen Organismus. Dieses Abwehrsystem beinhaltet eine Art Kontrollorgan für die Integrität, die Unversehrtheit des

Organismus. Tritt etwas Fremdes, wie z.B. Infektionserreger in den Körper ein, so wird dieses Fremde von dem Abwehrsystem erkannt und eliminiert. Auch die bei der Übertragung von Organen von einem Menschen auf einen anderen stattfindende Abstoßungsreaktion, beruht auf dieser Fähigkeit des Abwehrsystems, Körperfremdes zu erkennen und zu eliminieren.

Da eine Krebszelle eine andere Gestalt und Funktion als die ursprünglichen normalen Körperzellen hat und für den Organismus ein Fremdes darstellt, müßte es möglich sein, daß das Abwehrsystem diese Zelle erkennt und bekämpft. In der Tat fand man auch an den Oberflächen der Krebszellen Strukturen, die als fremd erkannt werden könnten. Warum die Kontrolle und Abwehr dennoch versagt, ist der Wissenschaft noch ein Rätsel.

Während diese erste Frage mehr auf die Bedingung gerichtet ist, die dem Krebs das Überleben und Wachsen ermöglicht, zielt die zweite Frage auf die eigentliche Entstehungsursache der Krebszelle.

Schon frühzeitig hatte man beobachtet, daß bestimmte Krebsformen mit länger anhaltenden äußeren schädlichen Einwirkungen zusammenhängen. So wurde schon 1775 von dem britischen Chirurgen P. Pott der sog. «Schornsteinfegerkrebs» beschrieben.[12] Es handelte sich hierbei um einen sonst sehr selten auftretenden Hautkrebs des Hodensackes, der bei Schornsteinfegern gehäuft auftrat und ganz offensichtlich mit der Rußverschmutzung in Zusammenhang stand. Erst 140 Jahre später wurde diese Beobachtung wieder aufgegriffen und nun systematisch im Tierversuch erprobt. Dabei zeigte sich, daß in der Tat bei langdauernder Bepinselung der Kaninchenhaut mit Teer Tumore entstanden, die dem Schornsteinfegerkrebs des Menschen entsprachen. 1933, wieder 15 Jahre später, wurden dann die für das Entstehen des Tumors verantwortlichen Stoffe in ihrer chemischen Struktur aus dem Teer isoliert. Diese Erkenntnisse leiteten nun in der Folgezeit eine intensive Suche nach weiteren Stoffen ein, die Krebs auslösen können und als sog. karzinogene Stoffe bezeichnet werden. Eine Vielzahl von entsprechenden chemischen Verbindungen wurde in der Zwischenzeit gefunden und dokumentiert. Dabei handelt es sich sowohl um Substanzen, die der synthetischen Herstellung entstammen, wie auch um Stoffe, die, in Verbindung mit anderen, in der unbelebten und belebten Natur vorkommen. Die Suche nach weiteren karzinogenen Stoffen in unserer Umwelt hält unvermindert an, zumal durch synthetische Herstellung ständig neue chemische Verbindungen entstehen. Nach amerikanischen Schätzungen werden jährlich ca. 200 000 neue chemische Verbindungen synthetisiert. Davon werden 600 weiterhin industriell genutzt, so daß jeden Monat ca. 50 gänzlich neue, bisher auf der Erde nicht gekannte Verbindungen in unsere Umwelt gelangen.[13]

Neben den chemischen Verbindungen, die karzinogene Eigenschaften haben, sind auch andere äußere Einwirkungen bekannt, die zur Entstehung einer Krebsgeschwulst führen können. Hierzu gehören physikalische Einflüsse, wie z.B. die radioaktive Strahlung. Aber auch das normale Sonnenlicht mit seiner UV-Strahlung fördert die Krebsentstehung. So besteht heute schon die Befürchtung, daß ein weiteres Anwachsen des Ozonloches mit der dadurch verminderten Absorption der UV-Strahlung durch die Atmosphäre, zu einem sprunghaften Anstieg des Hautkrebses führen werde.

Schon lange bestand der Verdacht, daß auch Virusinfektionen eine Ursache für die Krebsentstehung sein könnten, vor allem da dies bei tierischen Tumoren nachgewiesen werden konnte. Auch diesbezüglich finden heute umfangreiche Forschungen statt.

Die Ursache für die Entstehung der Krebsgeschwulst, für die Umwandlung einer normalen Zelle in eine Krebszelle, wird heute vornehmlich in diesen drei Bereichen der auf uns einwirkenden, uns umgebenden Umwelt gesehen:

1. Der Bereich der chemischen Verbindungen,
2. der Bereich der physikalischen Einwirkungen, der Strahlen und
3. der biologische Bereich, die Viren.

So konzentriert sich die naturwissenschaftliche Forschung nach der Ursache der Krebserkrankung auf die Suche nach äußeren Faktoren. Das Experiment im Labor, als Tierversuch oder mit Zellkulturen, dient als Methode zur Beurteilung, ob eine Substanz karzinogen ist oder nicht.

Diese Suche nach äußeren Ursachen stößt aber auf ein Problem, dessen sich die Naturwissenschaft durchaus bewußt ist, nämlich, daß immer nur ein gewisser Prozentsatz auch tatsächlich an Krebs erkrankt. Man postuliert deshalb auch innere Bedingungen, die da sein müssen, damit ein Mensch an Krebs erkrankt und spricht von einer Disposition. Charakteristischerweise sucht man auch diesbezüglich nach stofflichen Vorgängen im Organismus, ohne daß man bisher jedoch Erklärungsmodelle gefunden hätte. Neben der Disposition, Krebs bekommen zu können, scheint es sogar innere Faktoren zu geben, die den Menschen vor Krebs schützen. So ist z.B. allgemein bekannt, daß das Rauchen ein Hauptverursacher des Lungenkrebses ist. Auffälligerweise zeigt sich nun, daß die Lungenkrebsrate bei schizophrenen Patienten deutlich unter dem Bevölkerungsdurchschnitt liegt, obwohl klinische Beobachtungen und epidemiologische Erhebungen zeigen, daß schizophrene Patienten im Durchschnitt ungewöhnlich starke Raucher sind. Auch andere Erkrankungen, wie z.B. Arterienverkalkungen, scheinen den Menschen vor Krebs zu schützen. So wurde kürzlich entdeckt, daß ein hoher Cholesterinspiegel, der auf der einen Seite die Arteriosklerose begünstigt, auf der anderen Seite ein gewisses Geschütztsein vor dem Ausbruch einer Krebserkrankung anzeigt.

Ein enormer Erkenntniszuwachs wurde durch all diese Forschungen hinsichtlich des physischen Erscheinungsbildes der Krebserkrankung im allgemeinen gewonnen. Man muß sich aber bewußt sein, daß alle diese durchgeführten Forschungen von dem einseitigen, naturwissenschaftlichen Ansatz ausgehen, daß die Erkrankung in ihrem Entstehen und Verhalten rein aus dem Stofflichen, dem objektiv Wahrnehmbaren und Untersuchbaren heraus erklärbar sein muß. Da der Mensch aber nicht nur eine allgemeine belebte Körperlichkeit ist, sondern eine belebte Körperlichkeit hat, die durch sein individuelles Seelisch-Geistiges geprägt ist, relativiert sich die allgemeingültige Bedeutung dieser Forschungsergebnisse.

Wie schon beschrieben, stellt sich die Krebserkrankung im physischen Erscheinungsbild als eine Geschwulst dar, die die einheitliche Gestaltung des Organismus zerstört und selbst einer ständigen Vermehrung und einem ständigen Wachstum unterliegt, ohne eine einheitliche Gestalt selbst hervorzubringen. Mit Hilfe der heute zur Verfügung stehenden Untersuchungsverfahren und -techniken wird die Krebserkrankung diagnostiziert und die Größe und das Ausmaß beschrieben. Dabei bestehen ganz allgemeingültige Kriterien, die besagen, ob es sich bei der Erkrankung um Krebs handelt oder nicht. Durch die Untersuchungen und die Beschreibung des physischen Erscheinungsbildes der Krebserkrankung wird der leibliche Befund des Patienten erhoben. Dieser ist wahrnehmbar, meßbar und dokumentierbar. Diesem Befund gilt das vornehmliche Interesse der heutigen Medizin, und er ist für sie der entscheidende Parameter für die Auswahl der Therapie und wiederum Maßstab für die Beurteilung des Therapieerfolges oder Mißerfolges.

Das Befinden des an Krebs erkrankten Menschen und sein seelisches Erleben

Bei der Erstellung des Befundes wird der Blick zunächst notwendigerweise von dem ganzen Menschen abgewendet und hinorientiert auf einen Teil seiner Leiblichkeit. Sei es eine Röntgenuntersuchung, eine Ultraschalluntersuchung oder eine mikroskopische Betrachtung, stets wendet sich die Aufmerksamkeit einem körperlichen Teil des Menschen zu, in dem man dann, im Falle der Erkrankung, die Veränderungen findet. Ein ganz anderes Wahrnehmungsbild bekommt man nun, wenn der Blick wieder auf den ganzen Menschen gerichtet wird, und man versucht, diesen in seiner Konstitution und seinem Befinden wahrzunehmen.

Die erste orientierende Betrachtung des Patienten ergibt oft keinen Hinweis auf das Vorliegen einer ernsten Erkrankung. Erst die feinere Beobachtung zeigt vielleicht eine gewisse Blässe der Haut, einen sorgenvollen Blick, eine schmerzgeprägte Mimik. Weitere Einzelheiten erfährt man dann im Gespräch mit dem Patienten. Er schildert z.B., daß er schon seit längerer Zeit eine Leistungsbeeinträchtigung mit verstärkter Müdigkeit verspürt, daß die Freude am Essen nachgelassen hat und eine ihm unerklärliche Abneigung gegen Fleisch aufgetreten ist. Nach den Mahlzeiten empfinde er oft ein starkes Völlegefühl, teilweise mit Übelkeit. Auch habe er an Gewicht verloren. Er habe die Beschwerden zunächst nicht sehr ernstgenommen, schildert der Patient weiter, aber sie seien nun eher schlimmer geworden und zusätzlich seien auch Schmerzen aufgetreten.

Solche ganz allgemeinen, uncharakteristischen Beschwerden bzw. Befindungsstörungen, die auch bei allen möglichen anderen Erkrankungen auftreten können oder überhaupt nur vorübergehender Natur sind, begleiten zumeist die Krebserkrankung in ihren Anfängen. Da man ihnen zunächst wenig Aufmerksamkeit beimißt – man hat im Leben meistens ja schon des öfteren Phasen ähnlicher vorübergehender Befindlichkeitsstörungen durchgemacht –, ist die Krebserkrankung bei Diagnosestellung oft schon weiter fortgeschritten. Sie konnte sich fast unbemerkt, im Verborgenen im Leiblichen entwickeln.

Was drückt sich in dem Befinden bzw. den Befindlichkeitsstörungen aus? Es drückt sich das Verhältnis der Seele zu ihrem Leibe, ihrem Werkzeug aus. Solange die belebte Körperlichkeit unversehrt ist und als Werkzeug und Wohnung dem Seelisch-Geistigen des Menschen dient und mit ihm im Einklang steht, herrscht Wohlbefinden. Wird aber dieser Einklang, diese Harmonie in irgendeiner Weise gestört, indem das Seelische die belebte Leiblichkeit nicht mehr in der richtigen Weise durchdringen und benutzen kann, so tritt eine Disharmonie auf, es kommt zur Befindlichkeitsstörung. Die Intensität, das Maß der Befindlichkeitsstörung wird aber, entsprechend des individuellen Charakters des Seelisch-Geistigen, bei den einzelnen Menschen ganz verschieden sein, je nachdem wie intensiv das Seelisch-Geistige mit dem Leiblichen verbunden ist, bzw. es benützt. So werden die Befindensstörungen beim alten Menschen, bei dem ein sich Lösen des Seelisch-Geistigen vom Leiblichen physiologisch ist, sehr viel weniger ausgeprägt sein, bzw. von ihm als weniger gravierend empfunden werden als bei einem jüngeren, voll im Leben stehenden Menschen. So ist es auch verständlich, daß eine Krebserkrankung im gleichen Stadium, d.h. mit gleichem Befund, bei zwei verschiedenen Menschen ganz unterschiedliche Befindungsstörungen hervorruft. Immer wieder begegnen uns Patienten mit weit fortgeschrittener Krebserkrankung, z.B. mit massiven Metastasen in der Leber, die kaum Beschwerden haben, und andererseits wieder Patienten mit ausgeprägten Symptomen bei nur wenig fortgeschrittener Krebserkrankung. Vor allem auch hinsichtlich der Schmerzen zeigt es sich, daß das Schmerzerleben weitgehend unabhängig ist von dem Ausmaß des körperlichen Befundes der Krebserkrankung. Wir werden später bei der Besprechung des Zusammenwirkens der Wesensglieder bei der Krebserkrankung nochmals auf diese Phänomene im einzelnen zurückkommen.

Neben diesen erwähnten Befindlichkeitsstörungen, die eine Disharmonie in dem Zusammenwirken des Seelisch-Geistigen mit dem belebten Körper anzeigen, und die doch sehr uncharakteristisch sind und oft erst bei einem fortgeschrittenen Stadium der Krebserkrankung ernstgenommen werden, ist noch eine andere Ebene des seelischen Erlebens wichtig. Nämlich, wie sich der Mensch in seinem Leben, in seiner Umwelt, in seinem sozialen Umfeld fühlt.

Während das seelische Erleben der eigenen Leiblichkeit erst relativ spät und uncharakteristisch eine Disharmonie anzeigt, findet sich diese Disharmonie des seelischen Erlebens des an Krebs erkrankten Menschen in bezug auf sein Leben und sein Umfeld frühzeitig und charakteristisch, so daß hierfür auch der Begriff der «Krebs-Psyche» geprägt wurde. Viele Merkmale wurden diesbezüglich herausgearbeitet. An dieser Stelle sei auch auf den Beitrag von Treichler in diesem Buch verwiesen (S. 66 ff.). Fast alle Patienten, vor allem Patientinnen schildern ein ausgesprochenes Harmoniebedürfnis. Immer waren sie bestrebt, in der Familie oder im Beruf Harmonie aufrechtzuerhalten, Konflikte deshalb zu vermeiden und sich selbst dabei zurückzunehmen. Empfindungen, wie «Ich habe stets gegeben, aber nur wenig bekommen», sind weiterhin charakteristisch. Immer wieder äußern sich die Patienten ähnlich, etwa: «Es ist eine Art Wand um mich. Ich sehe, daß dahinter das Leben ist, aber ich komme nicht durch die Wand durch. Mein Leben ist grau, es hat die Farbigkeit verloren.» In diesem Zusammenhang sei auch auf das lesenswerte Buch des Psychologen Lawrence Le Shan «Psychotherapie gegen den Krebs» verwiesen.[14]

Anhand dieser nur in Kürze angedeuteten Beispiele wird deutlich, wie schon lange vor Ausbruch der Krebserkrankung, vor dem im Physischen in Erscheinung Tretenden, die Seele sich aus dem Leben zurückzieht. Die Farbigkeit des Lebens ergibt sich ja aus dem unmittelbaren Hineintauchen der Seele mit ihrer Emotionalität in das Leben und dem Wiederauftauchen und Schöpfen aus dem Leben. Da aber empfindet und empfand der an Krebs erkrankte Mensch eine Barriere. Wie eine Wand empfindet er zwischen sich und dem Leben. Er hat Angst, in das Leben einzutauchen und die bestehende Harmonie zu stören. Es ist das Bild des Menschen, der, obwohl er dringend der Erfrischung bedarf, nicht ins Wasser springt, weil die glatte Oberfläche des Wassers durch Wellenbildung gestört würde, dabei vergessend, daß auch das Wasser durch die Bewegung erneuert und bereichert wird.

Ist nun die Krebserkrankung auch physisch in Erscheinung getreten und hat der Patient seine Diagnose erfahren, so erscheint ihm, daß sich seine Erlebniswelt nun endgültig bewahrheitet hat. Er fühlt sich noch weiter außerhalb des Lebens stehend. Das Leben wieder zu erreichen, erscheint jetzt ganz unmöglich. Hilflos erlebt er sich in der Ausweglosigkeit seiner Situation gefangen. Die leider so häufige hilflose Reaktion seiner Umwelt, die mit seiner Situation nicht umzugehen weiß, und ihn deshalb bemitleidet, ihn meidet oder ihm gegenüber äußert «es wird schon wieder», trägt nur weiter dazu bei, daß er sich als Außenstehender erlebt und die Wand um ihn herum immer dichter wird.

Biographische Aspekte der Krebserkrankung

Ein noch vollständigeres Bild bekommen wir nun, wenn auch die Biographie des Menschen mit einbezogen wird. Während das seelische Erleben mehr Ausdruck der Farbigkeit des Lebens ist, drückt die Biographie die Form, die Gestalt des Lebens aus. Sie ist eine Zeitgestalt, die mit der Geburt beginnt und ihre Vollendung mit dem Tode erreicht. Jede Biographie ist einzigartig, keine gleicht der anderen. Sie ist Ergebnis des Wirkens und Gestaltens des geistigen Wesenskerns des Menschen in seinem Leben.

In den Biographien an Krebs erkrankter Menschen finden sich nun auch wieder bestimmte Merkmale, die zum Verständnis dieser vielschichtigen Erkrankung beitragen können. So berichten die Patienten häufig, daß sie schon frühzeitig in der Kindheit Verantwortung übernehmen mußten, sei es in der Versorgung jüngerer Geschwister oder auch durch Mithilfe im Familienhaushalt, und sich dabei überfordert fühlten. Oftmals wird geschildert, daß ein angestrebtes Berufsziel wegen verschiedener äußerer Gründe nicht ergriffen werden konnte, und daß im weiteren Leben dem verlorengegangenen ursprünglichen Berufsziel nachgetrauert wurde. Fast immer findet man aber einschneidende biographische Erlebnisse, die nicht sehr lange vor dem Ausbruch der physischen Krebserkrankung liegen. Diese biographischen Erlebnisse werden von den Patienten selbst als wesentliche Marksteine ihrer Biographie erlebt und meistens als Verlust von Bisherigem bezeichnet. Einige wenige Beispiele sollen dies verdeutlichen. Viele Patientinnen schildern das Erwachsenwerden der eigenen Kinder und ihr Hinausgehen aus dem vorher bestandenen, engen, harmonischen Familienzusammenhang als ein solches einschneidendes Erlebnis. Die Aufgabe, die sie vorher als Mutter wahrnahmen, für die sie sich ganz einsetzten und in der sie ihren Lebensinhalt sahen, nämlich die Kinder zu versorgen und auch der Familie den inneren Halt zu geben, besteht nun nach dem Fortgang der Kinder nicht mehr. Sie versuchen dann häufig, in einer beruflichen Arbeit Fuß zu fassen oder auch sich fortzubilden. Eine neue Aufgabe, einen neuen Sinn und Inhalt für ihr weiteres Leben aber, so schildern diese Patientinnen, hätten sie nicht gefunden.

Ein anderes einschneidendes Erlebnis wird häufig in dem Verlust eines nahestehenden Menschen gesehen, der einen engen Bezug zu der Sinngebung des eigenen Lebens innehatte. Mit dem Tod bzw. dem Verlust dieses Menschen wird ein Wegsterben eines wesentlichen Teiles des eigenen Lebens empfunden. Dieses Erlebnis, daß etwas Wesentliches, das bisher zum eigenen Leben unbedingt dazugehörte und seinen Sinn und Inhalt mitbestimmte, verlorenging, kann sich neben dem privaten Bereich des Lebens auch auf den beruflichen Teil beziehen. Veränderungen im Arbeitsbereich, wie Umstrukturierung, neue Vorgesetzte, Einführung von Computern z. B., können zu eben solchen einschneidenden Erlebnissen führen, wie Verlust des Arbeitsplatzes oder Pensionierung. Stets wird von dem Patienten dabei betont, daß sie sich in der vorher bestandenen Arbeitssituation ausgesprochen wohl fühlten und die Arbeit einen wesentlichen Anteil an ihrem Leben hatte.

Das Erscheinungsbild der Krebserkrankung

Wir haben die Betrachtung der Krebserkrankung auf verschiedenen Ebenen angestellt. Zunächst wurde das physische Erscheinungsbild des Karzinoms angeschaut, wo sich zeigte, wie dort innerhalb der ganzheitlichen Ordnung des Leibes in der Krebsgeschwulst ein eigenständiger Lebensbereich entsteht. Dieser ist gewissermaßen aus dem individuellen, geordneten Lebenszusammenhang des Organismus herausgefallen und lebt nur seinen eigenen Gesetzmäßigkeiten nach. Die physische Erscheinungsform der Geschwulst zeigt dabei ein gestaltloses Wuchern, während die einheitliche Form und Gestaltung der Leibesorgane zerstört wird. Dieses geschieht zunächst unbemerkt. Der Körper nimmt die in ihm eingetretene Veränderung nicht wahr. Auch in bezug auf das Befinden des an Krebs erkrankten Menschen läßt sich feststellen, daß der krebserkrankte Mensch zunächst die in seiner Leiblichkeit eingetretene Veränderung subjektiv nicht wahrnimmt. Erst mit zunehmendem Wachstum der Erkrankung empfindet der Mensch uncharakteristische Befindensstörungen.

Bei der Betrachtung des seelischen Erlebens des an Krebs erkrankten Menschen wurde deutlich, wie der Mensch zwischen sich und dem Leben eine Barriere empfindet, wie es ihm nicht möglich ist, mit seinem Seelenleben in das Leben einzutauchen, und wie er andererseits nicht in der Lage ist, aus dem Leben neue Kräfte für sich zu schöpfen. Der Austausch, das Wechselspiel zwischen dem eigenen Seelenleben und dem Leben ist gehemmt. Dieser lebhafte Austausch verleiht dem Leben gerade seine Farbigkeit. Der an Krebs erkrankte Mensch empfindet nun, wie diese Farbigkeit verblaßt, und das Leben grau wird.

Die Biographie schließlich beinhaltet mehr als den unmittelbaren Austausch und die Wechselbeziehung des Menschen mit seiner Umwelt. Der Mensch taucht nicht nur in das Leben ein und schöpft daraus, sondern er gestaltet, prägt und formt sein Leben, seine Biographie. Das Lebensumfeld, die Lebensbedingungen wirken auf den Menschen, sei es in positiver, fördernder Weise oder zunächst in negativer Weise erscheinend als Schicksalsschläge. Stets müssen wir innerlich damit umgehen, sie verarbeiten und durch die Überwindung des von außen auf uns einwirkenden neu gestaltend und formend das Leben wieder ergreifen. Dieser Prozeß des Überwindens, der Voraussetzung dafür ist, daß das Leben mit neuem Sinn und Inhalt erfüllt wird, wird von dem an Krebs erkrankten Menschen oftmals nicht in der richtigen, notwendigen Weise vollzogen. Der Mensch verspürt einen Verlust an Lebensinhalt.

So erscheint die Krebserkrankung auf verschiedenen Ebenen:

1. Leibliche Ebene: Es kommt zum Verlust der einheitlichen, geordneten Gestalt der Leibesorgane. Der Organismus kann sich gegenüber dem eigenständig und fremd Gewordenen nicht abgrenzen.

2. Befindensebene: Der an Krebs erkrankte Mensch empfindet zunächst die in seinem Leibe vorgegangene Veränderung der Leibes- und Lebensvorgänge nicht. Dann treten allmählich uncharakteristische allgemeine Befindlichkeitsstörungen auf.

3. Seelische Ebene: Das Seelische zieht sich aus dem Leben zurück, der Austausch mit der Welt wird gehemmt, es kommt zum Verlust der Farbigkeit des Lebens.

4. Biographische Ebene: Die Überwindung einschneidender biographischer Erlebnisse, die Wendepunkte zu einer Neugestaltung des Lebens sind, ist gehemmt. Es kommt zur Empfindung eines Verlustes an Lebensinhalt.

Diese Erscheinungsweisen der Krebserkrankung sind heute bekannt und vielfach beschrieben. Sie stehen aber mehr oder weniger beziehungslos nebeneinander, da in unserer Zeit die Wissenschaften ein einseitiges Menschenbild haben und keine Vorstellung darüber entwickeln können, daß der Mensch eine Einheit ist aus belebtem Leib, Seele und Geist.

Das Zusammenwirken der Wesensglieder bei der Krebserkrankung

Das Ich des Menschen, der geistige Wesenskern, verleiht dem Menschen die Individualität seiner körperlichen Gestalt und seiner Biographie. Die Überwindung einschneidender biographischer Erlebnisse, das Finden neuer Aufgaben, neuer Lebensinhalte und das Hineintragen und Prägen dieser neugefaßten Inhalte und Entschlüsse in das Leben, sind Ausdruck dafür, wie intensiv sich das

Ich des Menschen, das Geistige, mit dem Leben verbindet und in ihm tätig ist.

Der Astralleib, der dem Menschen die Empfindungsfähigkeit ermöglicht, verleiht dem Leben die Farbigkeit. Unsere Gefühle und Empfindungen machen das Leben reich, farbig und lebenswert. Ich und Astralleib, Gestaltung und Empfindung, sind in ihrem Wirken eng miteinander verknüpft und prägen das Leben gemeinsam, ähnlich wie in der Malkunst Gestaltung und Farbe miteinander korrespondieren. Zieht sich nun ein Wesensglied in seinem Wirken aus dem Leben zurück, so wird dies auch eine Auswirkung auf das andere Wesensglied haben. Zieht sich der Mensch im Seelischen aus dem Leben zurück, so verliert dieses seine Farbigkeit, wird grau und eintönig, und es fällt der geistigen Wesenheit, dem Ich, viel schwerer, neue Inhalte und Aufgaben dem Leben einzuprägen – auch dieses Wesensglied wird sich zurückziehen. Andererseits wird das Leben aber auch an Farbigkeit und Reichtum verlieren, wenn sich zunächst das Ich aus der Lebensgestaltung zurückzieht. Dann wird der Mensch anfällig gegenüber den von außen auf ihn einwirkenden Einflüssen. Er wird Erlebnisse nicht überwinden können, er wird seiner Biographie keine Wende geben können, er wird das Gefühl der Fremdeinwirkung, Fremdbestimmung bekommen.

Es wird hierbei sogleich deutlich, welche immense Bedeutung schon der Erziehung des Kindes beizumessen ist. Die Gestaltungs- und Empfindungskräfte entwickeln sich ja gerade in der Kindheit. Zunächst sind sie unbewußt im Aufbau der Leiblichkeit tätig. In dieser Zeit des Heranwachsens des Kindes, in der Ausbildung seiner Leiblichkeit, wird die Grundlage geschaffen, daß diese Kräfte später, indem sie sich von der Leiblichkeit befreien, in der Seele bildend tätig werden. Ein zu frühes Abziehen dieser Kräfte aus ihrer leibbildenden Tätigkeit durch zu frühe Forderung oder Verantwortungsübernahme und, wie es leider heute so oft geschieht, durch zu frühe Intellektualisierung führt dazu, daß Ich und Astralleib weniger intensiv in die Leiblichkeit eingreifen und nur eine geringere, individualisierend prägende Wirkung entfalten können. Dadurch wird aber auch die Tätigkeit in der Seele und die Gestaltungskraft der Biographie gehemmt. Unsere schnellebige Zeit ist für diese notwendige Entwicklungsphase der Kinder ein riesiges Problem, da alles, wie z.B. die ständige Sinnesreizüberflutung, darauf abzielt, die bewußte Seite des Kindes anzusprechen, und dadurch diese Kräfte aus ihrer unbewußten, leibbildenden Tätigkeit abgezogen werden. Will man von einer wirklichen präventiven Medizin sprechen, so muß bereits in der Erziehung des Kindes, in der Entwicklung der inneren Kräfte angesetzt werden.[15]

So sehen wir, wie die beobachtbaren Erscheinungen im seelischen Erleben und in der Biographie der an Krebs erkrankten Menschen in dem Sich-zurückziehen des Seelisch-Geistigen aus ihrer individualisierend prägenden Tätigkeit im Leben ihre Erklärung finden. Es erklärt sich auch, daß die Krebserkrankung eigentlich eine Erkrankung des Alters ist, da sich hier diese Trennung physiologisch vollzieht.

Auch das physische Erscheinungsbild der Krebserkrankung wird nun verständlich, wenn die leibesbezogene Tätigkeit der Wesensglieder betrachtet wird.

Das Ich verleiht dem Menschen die Individualität seiner Gestalt. Das Ich schafft im Menschen die Form seiner Leiblichkeit, seiner Leibesorgane, die Gestaltung der Zellen. Das Ich schafft im Physischen die Form.

Bei der Krebserkrankung tritt nun im Physischen ein Verlust der Gestalt, der Form auf. Die einheitliche Ordnung, die Ausdruck der Tätigkeit der Ich-Organisation ist, wird zerstört. Aber es ist noch mehr als diese Zerstörung. Es tritt bei der Krebserkrankung ein eigenständiges Leben in der zu einer Krebszelle gewordenen ursprünglichen Zelle auf, das nicht mehr den Bildeprinzipien des einheitlichen Organismus unterliegt. Das Leben hat sich in diesem Bereich aus dem geordneten Lebenszusammenhang des Organismus gelöst. Dies kann aber nur geschehen, wenn die Ich-Organisation, der geistige Wesenskern des Menschen, sich in ihrem Wirken aus diesem Lebensbereich zurückzieht. Ätherleib und physischer Leib werden in diesem Bereich nicht mehr von der

Ich-Organisation geprägt und individualisiert. Durch das Sich-Zurückziehen der Ich-Organisation wird aber dieser Bereich anfällig für äußere Einwirkungen. Äußeres kann sich nach dem Inneren hin fortsetzen. Die Tätigkeit der Ich-Organisation gewährleistet die Integrität des belebten Organismus. Sie unterscheidet, ob etwas fremd oder nicht fremd ist und bewirkt durch Einflußnahme auf die übrigen Wesensglieder und die Instrumente der Leiblichkeit die Wiederherstellung der einheitlichen Ordnung.

Die Phänomene, die die naturwissenschaftliche Forschung beschreibt, werden jetzt verständlicher. Durch das Nachlassen der Wirksamkeit der Ich-Organisation in einem Bereich des belebten Organismus werden Bedingungen geschaffen, die es ermöglichen, daß krankmachende äußere Einflüsse sich in den Organismus fortsetzen und einen nun eigenständigen, dem Organismus fremden Prozeß in Gang bringen. Da sich das Nachlassen der Wirksamkeit der Ich-Organisation auch auf den Lebenszusammenhang, den Ätherleib, in diesem Bereich bezieht, kann sie auch nicht mehr Fremdleben wahrnehmen. Dieses ist der Grund für das scheinbare Versagen des Immunsystems, der Abwehrleistung des Menschen.

Während diese Vorgänge im Leibe bei der Krebserkrankung unbewußt verlaufen, sind die sie begleitenden Befindlichkeitsstörungen bewußt. Diese Mißempfindungen unserem Leibe gegenüber werden durch das Verhältnis des Astralleibes, der Empfindungsorganisation, dem Leibe gegenüber vermittelt. So, wie die Luft das Wasser bewegt und es erfrischt und erneuert, so taucht der Astralleib impulsierend in den Ätherleib und löst sich wieder. Das Bild hierfür ist die Atmung, in der die Luft in die Lungen hineingenommen wird und in den kleinen Lungenbläschen sich mit dem Flüssigen, dem Blute, verbindet, um nach Durchgang durch den Leib in der Ausatmung sich wieder zu lösen. Die uncharakteristischen Befindungsstörungen, wie Müdigkeit, Abgeschlagenheit, Lustlosigkeit, Appetitlosigkeit, Völlegefühl, Übelkeit zeigen nun an, wie der Organismus nicht mehr in der richtigen Weise erfrischt wird. Der Astralleib verbindet sich nicht mehr intensiv mit dem Ätherleib. Drüsentätigkeit und Muskeltätigkeit im Verdauungstrakt werden träger. Die Folge sind Appetitlosigkeit, Völlegefühl und Übelkeit. Diese Disharmonie des Zusammenwirkens des unbewußten Teiles des Astralleibes mit dem Ätherleib ruft die beschriebenen Befindlichkeitsstörungen und Mißempfindungen in der Seele hervor.

Ein einheitliches Geschehen liegt der Krebserkrankung mit ihrer vielschichtigen Erscheinungsform zugrunde. Das scheinbar beziehungslose Nebeneinanderstehen der vielen gewonnenen Erkenntnisse wird aufgehoben, und auch die naturwissenschaftlichen Forschungsergebnisse finden ihre Erklärung. Nicht primär die von außen kommenden karzinogenen Stoffe sind es, die die Krebserkrankung hervorrufen, sondern, im Menschen mit seinen verschiedenen korrespondierenden Seins-Ebenen entstehen Bedingungen, die den Ausbruch der Erkrankung ermöglichen. Die Ursache liegt im Individuellen, dem Geistig-Seelischen des Menschen.

Therapie und Umgang mit der Krebserkrankung

Aus den im letzten Kapitel angestellten Betrachtungen ergibt sich nun der Ansatz zu einer Therapie und Hilfe des an Krebs erkrankten Menschen. Die Bemühungen müssen darauf gerichtet sein, den Menschen wieder ins Leben zu führen, dahingehend zu wirken, daß sich das Geistig-Seelische des Menschen wieder mit dem Leben wie auch dem Leibe verbindet. Während diese Notwendigkeit von gesprächstherapeutisch orientierten Ärzten und Psychologen durchaus gesehen wird, zeigt die naturwissenschaftlich ausgerichtete Medizin, die ihr Augenmerk auf die leibliche Manifestation der Krebserkrankung richtet, hierfür überhaupt kein Verständnis. Sie sieht in dem Tumor nur die stoffliche Entgleisung und ist bestrebt, diese mit allen zur Verfügung stehenden äußeren Mitteln zu beseitigen.

Es soll an dieser Stelle kurz auf die heutige übliche Therapie der Krebserkrankung eingegangen werden. Drei Begriffe sind es z. Zt.

noch, die die herkömmliche Therapie charakterisieren. Dies sind «Stahl» (für Operation), «Strahl» (für Bestrahlung) und «Chemie» (für Hormon- und Chemotherapie).

Die Operation, das Herausschneiden der Krebsgeschwulst, wird schon seit Jahrtausenden angewendet. Schon im alten Ägypten und Babylon war die Krebserkrankung bekannt und wurde durch Ätzen und Amputationen behandelt.[16] Hippokrates (ca. 460 v. Chr. bis 375 v. Chr.) beschrieb die Krebserkrankung sehr genau unter dem Gesichtspunkt der Vier-Säfte-Lehre und warnte vor dem operativen Eingriff. Das Wissen der damaligen Zeit über die Behandlung der Krebserkrankung faßte Aulus Cornelius Celsus (um 25 v. Chr. bis um 50 n. Chr.) zur Zeitenwende wie folgt zusammen: «Einige haben sich der Ätzmittel bedient, andere haben das Glüheisen in Anwendung gezogen, und noch andere haben den Schaden mit dem Messer ausgeschnitten, und keine dieser Behandlungsweise hat ihnen Hilfe verschafft; sondern durch das Brennen wurde das Krebsgeschwür plötzlich in einen gereizten Zustand versetzt und dadurch sein Wachstum angefacht, bis es den Tod zur Folge hatte; und auf die Exstirpation kehrte das Übel nach erfolgter Vernarbung doch wieder und wurde so die Todesursache; während indessen die meisten, welche sich keiner gewalttätigen Eingriffe zur Heilung des Übels bedienten, sondern nur durch Auflegen milde wirkender Arzneimittel das Übel gleichsam lindern wollten, nichtsdestoweniger zu einem hohen Alter gelangt sind.»[17] In der weiteren Medizingeschichte stehen sich unverändert die Warner und die Befürworter der operativen Behandlung der Krebsgeschwulst gegenüber. Auch in unserer heutigen modernen Zeit gibt es gegenüber der operativen Behandlung unterschiedliche Meinungen namhafter Mediziner. Dabei handelt es sich allerdings weniger um die Frage, ob operiert werden soll oder nicht, als vielmehr um die Frage, in welchem Ausmaß operiert werden soll. Manche befürworten ein möglichst radikales Vorgehen, während andere eher eine zurückhaltende Operationsstrategie empfehlen. Dies ist vor allem deutlich geworden in der operativen Behandlung des Mamma-Karzinoms.

Trotz der Tatsache, daß nur weniger als 50 Prozent aller Krebspatienten einer kurativen Operation zugeführt werden können, ist die Operation heutzutage ein nicht mehr wegzudenkender fester Bestandteil der Krebstherapie, insbesondere dann, wenn die Krebsgeschwulst noch in ihrem Beginn, d.h. klein und lokal begrenzt ist.

Als Wilhelm Röntgen 1895 die nach ihm benannten kurzwelligen elektromagnetischen Strahlen entdeckt hatte, erkannte man bald darauf anhand der Hautveränderungen, die ihre damalige diagnostische Anwendung bewirkten, die gewebeschädigende Wirkung der Röntgenstrahlen und versuchte nun, diese Wirkung therapeutisch auszunutzen. Nachdem bereits um die Jahrhundertwende positive Behandlungsergebnisse publiziert wurden, entwickelte sich die Strahlentherapie immer weiter, wobei vor allen Dingen die Entwicklung der Physik, die neuen technischen Möglichkeiten und das neue wissenschaftliche Gebiet der Strahlenbiologie die Wegbereiter waren. Heute gehört die Strahlentherapie vornehmlich in Kombination mit operativen Verfahren zu den Säulen der konventionellen Krebsbehandlung. Das Prinzip der Strahlenbehandlung ist die Abtötung der bösartigen Zellen. Das Problem ist, daß auch die gesunden Zellen des Organismus durch die Strahlen geschädigt werden und der therapeutische Erfolg deshalb davon abhängt, wie die relative Empfindlichkeit der entarteten Zellen im Vergleich zum umgebenden gesunden Gewebe ist. So gibt es strahlenempfindliche Krebsformen wie der Morbus Hodgkin, das Cervix-Karzinom und eine bestimmte Art von Hodenkrebs, die mit der heute zur Verfügung stehenden Strahlentechnik ohne große Strahlenschäden gut behandelt werden können. Die Mehrzahl der Krebserkrankungen jedoch läßt sich nicht durch Bestrahlung heilen, da die zur Vernichtung aller bösartiger Zellen nötige Strahlendosis auch den Patienten töten würde.[18]

In den letzten drei Jahrzehnten hat sich als dritte Säule der schulmedizinischen Krebsbehandlung die sog. «Chemotherapie» stürmisch entwickelt. Sie ging aus der Beobachtung hervor, daß chemische Kampfstoffe (Senfgase), die im Ersten Weltkrieg eingesetzt wurden, in der Folgezeit das Knochenmark schädigten, indem sie in ähnlicher Weise wie die Röntgenstrahlen verändernd auf die DNS der Zelle einwirken. Heute ist nun eine Vielzahl solcher chemischer Verbindungen bekannt und im therapeutischen Einsatz, wobei die spezifische schädigende Wirkungsweise an der Zelle und dem Zellzyklus verschieden sein kann, so daß eine Kombination mehrerer Substanzen, deren Wirkungsweisen sich ergänzen, sinnvoll ist. Durch Versuche und die gemachten klinischen Erfahrungen sind heute verschiedene Kombinationen in die Therapie eingeführt, die bei bestimmten Krebserkrankungen angewendet werden, wobei der zeitliche Abstand der Verabreichung wie auch die Dosierung schematisch festgelegt sind.

Die zellschädigende Wirkung der Chemotherapie wie auch der Bestrahlung bezieht sich nun nicht nur auf die Krebszellen, sondern auch auf die gesunden Zellen, wobei Gewebe mit hoher Zellteilungsrate besonders stark betroffen sind. Hierdurch sind die massiven Nebenwirkungen bedingt, die sich in der Schädigung des Immunsystems, des Knochenmarks und der Schleimhaut des Verdauungstraktes zeigen. Diese Nebenwirkungen sind dosisabhängig und limitieren den Einsatz dieser Medikamente. Hinzu kommen die ausgeprägten unangenehmen Erscheinungen des massiven Erbrechens bei der Chemotherapie und der Haarausfall. Viele Patienten schildern auch andere Erlebnisse, wie das Gefühl, nicht mehr ganz sie selbst zu sein, oder ihren Körper nicht mehr richtig ergreifen zu können.

Als eine besondere Therapieform sei noch kurz die Hormontherapie erwähnt, die vor allem beim Brustkrebs und Prostatakrebs ihre Anwendung findet. Nicht jeder Brustkrebs spricht auf diese Therapie an, jedoch sind die Nebenwirkungen im Vergleich zur Chemotherapie relativ gering.

Diese kurze Darstellung mag andeuten, welche ungeheure Wirksamkeit diese uns heute zur Verfügung stehenden Therapieverfahren haben. Betrachtet man aber ihre therapeutische Relevanz in bezug auf die Behandlung der Krebspatienten, so kommt man zu einer erschütternden, ernüchternden Feststellung. Nach Schätzung von D. Schmähl vom Deutschen Krebsforschungszentrum in Heidelberg können durch chemotherapeutische Maßnahmen nur acht Prozent der Krebspatienten geheilt werden.[19] Dies scheint noch eine sehr wohlwollende Schätzung zu sein. Amerikanische Wissenschaftler gehen davon aus, daß Bestrahlung, Hormon- und Chemotherapie zusammen gegenwärtig jedes Jahr lediglich ein paar tausend der 400 000 Krebstodesfälle in den USA verhüten. Dies sind zwei bis drei Prozent![20]

Die immer wieder hervorgehobenen Erfolge der Chemotherapie beziehen sich hauptsächlich auf eher seltene Krebsformen, wie z.B. Hodenkrebs, Lymphdrüsenkrebs und Krebserkrankungen des Kindesalters, dabei vor allem die Leukämie. Gerade aber die häufigen Krebserkrankungen, wie Lunge, Darm und Brust, werden durch diese Therapie nicht beeinflußt.

Trotz dieser erschütternden Feststellung wird heute in der Fortentwicklung dieser Therapieform die Chance für den Sieg über die Krebserkrankung gesehen. Dies ist darin begründet, daß die naturwissenschaftlich ausgerichtete Medizin krampfhaft an der eingangs ausgeführten Denkweise festhält, die die Krebserkrankung als Folge von äußeren karzinogenen Einwirkungen sieht. Man spricht öffentlich auch von dem Krebs als «Unfall auf molekular-biologischer Ebene».[19] So ergibt sich folgerichtig der Gedanke, daß die Krebszellen beseitigt werden müssen, damit der vorherige Zustand wieder erreicht wird. Jeder Entwicklungsgedanke ist in dieser Denkungsart ein Fremdkörper. So wird es auch verständlich, daß heute den Patienten, nachdem sie erfolgreich operiert wurden und der Tumor im Gesunden entfernt werden konnte, immer wieder gesagt wird: «Es ist alles gut. Der Krebs ist weg. Sie können weiterleben wie zuvor, so, als ob nichts gewesen wäre!» Durch solche Aussagen aber wird dem Menschen gerade die Entwicklungsmöglichkeit genommen. Ein scheinbares Heilen im Physischen führt zu einer Hemmung der Entwicklungsmöglichkeit im Seelisch-Geistigen. Auch die Chemotherapie und die Bestrahlung müssen unter diesem Aspekt angeschaut werden. Diese Therapieweise übernimmt von außen die Zerstörung der Krebszellen.

Dabei werden die Abwehrkräfte des Menschen in ganz erheblichem Maße geschwächt. Dieses wird heute nur als negative Nebenwirkung gesehen, und die eigentliche, wesentliche Bedeutung dieses Sachverhaltes wird völlig verkannt. Diese im Physischen meßbaren Parameter des Abwehrsystems des Menschen sind das körperliche Werkzeug der seelisch-geistigen Kräfte des Menschen, mit deren Hilfe der Mensch sich gegenüber Fremdeinwirkung schützt und seine Integrität bewahrt. Wird dieses Werkzeug nun zerstört, so führt dieses zu einem weiteren Sich-Zurückziehen des Seelisch-Geistigen des Menschen und damit zur Entwicklungshemmung. Hierdurch wird verständlich, daß Bestrahlung wie auch die chemotherapeutischen Substanzen selbst krebsauslösend sind. Eine solche einseitige Therapie, die sich ausschließlich am Stofflichen orientiert, kann in bezug auf den ganzen Menschen keine wahre Heilwirkung hervorrufen. Dennoch sollten wir uns auf der anderen Seite davor hüten, diese Möglichkeiten einseitig zu verteufeln. Es kommt zunächst darauf an, ihre Wirkungsweisen in bezug auf den ganzen Menschen zu erkennen. Dann kann man sie auch benützen, aber man wird eine völlig andere Einstellung ihnen gegenüber einnehmen und sie nur als eine begleitende Therapie mit einschneidenden Nebenwirkungen, denen man durch Begleitung und Führung des ganzen Menschen begegnen muß, ansehen.

Bereits 1920 wurde von Rudolf Steiner die Mistel in besonderer Zubereitung als spezifisches Heilmittel gegen die Krebserkrankung in die anthroposophische Medizin eingeführt.[21] Rudolf Steiner wies darauf hin, daß gerade die Mistel dazu geeignet ist, im Organismus als Mittler zu dienen, damit sich die oberen Wesensglieder, Ich und Astralleib, wieder intensiver dem Leiblichen zuwenden. Seit nunmehr 68 Jahren wird die Mistel in der anthroposophischen Medizin als Heilmittel gegen den Krebs verwendet, und die Erfahrung zeigt, daß tatsächlich eine intensivere Tätigkeit des Seelisch-Geistigen in der Leiblichkeit stattfindet. Dieses können wir an den auftretenden körperlichen Symptomen wie auch im Befinden und weiteren Leben des Patienten ablesen. Die Erhöhung der Körpertemperatur, das Auftreten von Fieber, zeigt an, wie der

Wärmeorganismus aktiviert wird. Dies ist ein Zeichen für das verstärkte Tätigwerden des Seelisch-Geistigen im Leiblichen. (Vgl. den Beitrag von Ludger Simon, S. 153 ff.) Ebenso wie wir uns in der seelischen Begeisterung erwärmen, zeigt das Fieber eine unbewußte «Be-Geisterung» der Leiblichkeit an. Ich und Astralleib tauchen verstärkt in die Leiblichkeit ein. Wenn die Patienten berichten, daß sie sich leichter fühlen, daß sie mehr Leistungsfähigkeit verspüren, daß sich der Appetit bessert, daß sie wieder mehr Interesse und Freude am und im Leben haben, so ist dies ebenfalls Ausdruck dafür, daß die geistig-seelische Tätigkeit intensiviert wird.

Neben der medikamentösen Behandlung wird in der anthroposophischen Medizin die Heileurythmie als Therapie durchgeführt. Hierbei handelt es sich um eine Therapie, die aus der Anthroposophie heraus von Rudolf Steiner entwickelt wurde.[22] Sie wirkt in besonderem Maße auf das Zusammenwirken der Wesensglieder, indem diese durch die ausgeführten Übungen in spezifischer Weise zur Tätigkeit angeregt werden. Wegen der besonderen Bedeutung der Heileurythmie in der anthroposophischen Medizin und Krebsbehandlung wird sie in dem Beitrag von Frau Pirkko Ollilainen gesondert besprochen und erläutert (vgl. S. 108 ff.).

Neben der Aktivierung der leibbezogenen Tätigkeit des Seelisch-Geistigen durch die Misteltherapie und Heileurythmie wird man nun auch dahin wirken, die bewußte Tätigkeit der Seele zu aktivieren. Dies geschieht im einfachen Gespräch im Austausch von Mensch zu Mensch und konkreter dann im zukunftsorientierten therapeutischen Gespräch. Ferner wird man versuchen, den Patienten durch das künstlerische Element anzuregen. Ist doch gerade die Kunst etwas, das unser Leben reich macht und Farbe in das Leben hineinbringt. Des weiteren sollte auch das Umfeld des Patienten, Angehörige und Freunde miteinbezogen werden. Der an Krebs erkrankte Mensch muß wahrnehmen können, daß er nicht allein ist, daß Menschen um ihn sind, die ihn verstehen, ihn so, wie er ist, akzeptieren, ihm helfen und ihn begleiten wollen. Dann wird er Wärme um sich herum erleben können, und er wird sich leichter und stärker fühlen. Dadurch aber wird die notwendige Auseinandersetzung mit der Erkrankung erleichtert. Unrichtig wäre es, den Patienten ganz in eine abschirmende Geborgenheit zu hüllen. Er würde dadurch gerade davon abgehalten, sich mit sich selbst, dem Leben und der Erkrankung auseinanderzusetzen.

Hilfreich kann für viele Patienten auch eine «Selbsthilfegruppe nach Krebs» sein. Es kommt aber sehr darauf an, wie diese Gruppen geführt werden, da die Gefahr besteht, daß sich die Patienten durch Austausch der persönlichen Nöte noch mehr im eigenen Leid verstricken. Die meisten Gruppen aber führen durch künstlerische Aktivitäten, ausgewählte Vortragsveranstaltungen und Exkursionen die Betroffenen aus ihrer beengten Alltagssituation hinaus und versuchen, neue Perspektiven aufzuzeigen.

In unseren Betrachtungen haben wir vieles angesprochen, manches nur angedeutet. Eine Vollständigkeit kann auf dem begrenzten Raum dieses Buches nicht geboten werden. Es erscheint aber doch wichtig, in diesem Zusammenhang den Entwicklungsgedanken, der dem anthroposophischen Menschenbild zugrundeliegt, nochmals hervorzuheben und dadurch die immer wieder gestellte Frage: «Warum bin ich von dieser Krankheit getroffen worden?» Der Versuch, diese Frage nach dem «Warum» und «Wodurch» zu beantworten, erscheint mir spekulativ und wenig hilfreich und sinnvoll. Liegt die zeitliche Ursache, die zu dem Sich-Zurückziehen des Seelisch-Geistigen aus der belebten Leiblichkeit geführt hat, in einem wichtigen biographischen Ereignis in unserem Leben, in einem Fehler in unserer Erziehung oder aber in unserem Schicksal begründet? Bestand sie schon vor der Geburt, ist sie in einem früheren Leben begründet? Diese Fragen nach dem «Warum» können wir nicht beantworten. Unser Menschsein ist dadurch charakterisiert, daß wir Geistiges mit Irdischem verbinden. Und in dieser Tätigkeit kann sich das Seelisch-Geistige, das Individuelle des Menschen entwickeln. Auch das Irdische erfährt dadurch eine Veränderung, es wird vom Geistigen geprägt. Diese Entwicklungsmöglichkeit der Individualität ist das Wesentliche, denn sie hat Ewigkeitscharakter und besteht über den Tod hinaus.

Wenn Luther sagt: «Und wenn ich wüßte, daß morgen die Welt untergeht, so würde ich heute noch ein Apfelbäumchen pflanzen», so drückt er aus, daß es, solange wir leben, darauf ankommt, im Leben zu stehen und etwas zu tun. Unser Tätigsein im Leben ist ein ständiges Pflanzen und Säen. Ernten tun wir zu einer anderen Jahreszeit. So erscheint es mir, anstatt rückwärts gewandt nach der zeitlichen Ursache der Erkrankung zu fragen, viel wichtiger zu fragen: «Was kann ich tun?» «Welche neue Entwicklungsmöglichkeit tut sich mir in der Auseinandersetzung mit der Krebserkrankung auf?»

Diese Art der Fragestellung setzt aber voraus, daß die Erkrankung angenommen wurde. Dieser Prozeß des Akzeptierens dauert immer eine gewisse Zeit und ist oft begleitet von Ängsten und Ungewißheit, wobei der Patient der Hilfe bedarf. Ist dieser Prozeß abgeschlossen, so erkennt der an Krebs erkrankte Mensch, daß diese Krankheit für ihn eine besondere Bedeutung hat. Er kann und wird sich nun mit sich selbst auseinandersetzen und an sich selbst erzieherisch tätig werden. Auch wenn die Erkrankung nicht besiegt wird, so ist doch diese Tätigkeit der Auseinandersetzung und des Umganges mit der Erkrankung, die bewußt in der Seele und unbewußt im Leibe vollzogen wird, eine Entwicklung des Seelisch-Geistigen. Es ist ein ständiges Pflanzen und Säen, wobei die Früchte, die Ernte, erst zu einem späteren Zeitpunkt, nach Beendigung dieses irdischen Daseins, erscheinen werden. Dieses rhythmische Sich-verbinden und wieder Lösen des Geistig-Seelischen und des Leiblichen, was wir im kleinen, im Leibe wie auch im Leben, betrachtet haben, findet auch im großen statt. Durch die Pforte der Geburt treten wir als seelisch-geistiges Wesen in das irdische Leben ein, verbinden uns und sind tätig im Irdischen, um uns im Gang durch die Todespforte hiervon wieder zu lösen und zu befreien. Durch das Sein im Irdischen, in dem Durchgang durch das Leben, entwickelt sich die Individualität und trägt ihre Früchte in die geistige Welt. So findet im Durchschreiten der Inkarnationen eine fortwährende seelisch-geistige Entwicklung statt.

Anmerkungen

1 J. Illies: «Die Sonderstellung des Menschen im Licht der Evolutionstheorie», in Kindlers Enzyklopädie «Natur und Geisteswissenschaft der Menschheit» (1985), 10 Bände, Band IV, S. 26.

2 John C. Eccles: «Gehirn und Seele», München 1987, S. 82.

3 Ebd., S. 263.

4 Rudolf Steiner und Ita Wegman: «Grundlegendes für eine Erweiterung der Heilkunst nach geisteswissenschaftlichen Erkenntnissen», GA Bibl. Nr. 27, Dornach [5]1977, S. 7.

5 Vgl. Rudolf Steiner: «Theosophie», GA Bibl. Nr. 9, Dornach [30]1978 und «Die Geheimwissenschaft im Umriß», GA Bibl. Nr. 13, Dornach [26] 1977.

6 Zitiert nach Wolfgang Wesiack: «Das Leib-Seele-Problem», in Kindlers Enzyklopädie «Natur und Geisteswissenschaft der Menschheit» (1985), 10 Bände, Band IV, Seite 424.

7 Vgl. Jochen Bockemühl (Hrsg.): «Erscheinungsformen des Ätherischen», Stuttgart 1985.

8 Herwig Hamperl: «Lehrbuch der allgemeinen Pathologie und der pathologischen Anatomie», Heidelberg [28]1968.

9 Vgl. John Cairns: «Das Krebsproblem» in «Krebs-Tumoren, Zellen, Gene», Spektrum der Wissenschaft, 1987.

10 Judah Folkman: «Die Gefäßversorgung von Tumoren» in «Krebs-Tumoren, Zellen, Gene», Spektrum der Wissenschaft, 1987, S. 134.

11 Ebd.

12 Herwig Hamperl: «Lehrbuch der allgemeinen Pathologie und der pathologischen Anatomie», a.a.O., S. 258.

13 «Klinische Onkologie», herausgegeben von Rudolf Groß und Karl Gottfried Schmidt, Stuttgart/New York 1985, S. 2.4.

14 Lawrence Le Shan: «Psychotherapie gegen den Krebs», Stuttgart [3]1988.

15 Umfangreiche Literatur zu Erziehung und Waldorfpädagogik

bietet die Literaturübersicht «Waldorfpädagogik in Schule und Elternhaus», Buchhandlung Engel & Streffer, Stuttgart 1988.

16 Petra Schramm: «Krebs eine Krankheit im Spiegel der Jahrtausende», Frankfurt 1987.

17 Ebd., S. 36.

18 John Cairns: «Der Kampf gegen Krebs» in «Krebs-Tumoren, Zellen, Gene», a.a.O., S. 204.

19 Dietrich Schmähl, zitiert nach – Die neue Ärztliche – Nr. 242 vom 16./17. Dezember 1988.

20 John Cairns: «Der Kampf gegen Krebs, in «Krebs-Tumoren, Zellen, Gene», a.a.O., S. 208.

21 Rudolf Steiner: «Geisteswissenschaft und Medizin», GA Bibl. Nr. 312, Dornach ^{5}1976.

22 Rudolf Steiner: «Heileurythmie», GA Bibl. Nr. 315, Dornach ^{4}1981.

MARKUS TREICHLER

Die seelische Konstitution und die psychotherapeutische Begleitung des krebskranken Menschen

Mit der Krebserkrankung hat es eine doppelte Bewandtnis: Einerseits ist es eine Krankheit, die in der Regel eine typologisch beschreibbare seelische Konstitution voraussetzt, was wir als «Krebs-Psyche» bezeichnen; andererseits ist der Krebs auch eine typische Erkrankung unserer Zeit, die weltweit so verbreitet ist, daß die individuellen Faktoren in der Krebsentstehung in den Hintergrund zu treten scheinen im Vergleich zu den weltweit zeitbedingten Faktoren. Als eine solche «Zeitkrankheit» scheint die Krebskrankheit Menschen ergreifen zu können, u. U. relativ unabhängig von der individuellen Lebensgeschichte und von persönlichen seelischen Eigenschaften. Solche krebskranken Menschen, die nicht die für die Krebspsyche typischen Charakteristika aufweisen, kennt wohl jeder aus seinem Umkreis. Sie sind in einem besonderen Sinne «Kinder unserer Zeit», sind Repräsentanten, in deren Schicksal eine Aufgabe liegt, die oft zum persönlichen Opfer der Betroffenen wird. Allerdings hat dieses Opfer nicht nur einen Sinn, sondern bedeutet auch einen Gewinn sowohl für die betroffenen Menschen als auch für die Welt, in der sie und für die sie Aufgabe und Opfer übernommen haben, wenn sie ihr Krankheitsschicksal als Aufgabe verstehen und annehmen können.

Dies ist eine Erfahrung, die einerseits aus dem sensiblen Umgang mit krebskranken Menschen gewonnen werden kann; andererseits ist es – was den Gewinn für die Welt betrifft – eine Erkenntnis aus der Anthroposophie Rudolf Steiners.

Den zweiten, überindividuellen Faktor der Krebserkrankung können wir als «Krebswelt» oder «Krebszeit» beschreiben.

In jedem krebskranken Menschen treffen sich in jeweils verschiedener individueller Gewichtung die beiden polaren Bedingungen der Krebsentstehung, Krebspsyche und Krebswelt, inneres und äußeres Schicksal des Menschen, Ich und Welt.

Der krebskranke Mensch ist ein Repräsentant unserer Zeit, insofern er, im Sinne eines Opfers, diese Krankheit in sein persönliches Schicksal aufnimmt. Dadurch, daß er dies als Aufgabe verstehen und annehmen lernt, kann er dazu beitragen, schädliche und krankmachende Einflüsse, die in unserer Zeit und unserer Welt vorhanden sind, zu überwinden, damit die Menschheit sich davon befreien kann. Durch die schicksalhafte Auseinandersetzung mit der Zeitkrankheit Krebs wird dieses «Kreuz der Gegenwart», das Krankheitswesen Krebs, von vielen Menschen getragen und in künftigen Entwicklungen wohl auch überwunden werden können, wenn wir uns alle dieser Aufgabe, das Wesen der Krebserkrankung zu erkennen und zu behandeln, jeder auf seine ihm mögliche Weise stellen. Im Umgang mit kranken Menschen kann ein sensibler und vorurteilsfreier Begleiter immer wieder erleben, wie sich Sinnhaftigkeit in einem Krankheitsschicksal auszudrükken vermag, dessen Bedingungen und Begründungen wir nicht mit unseren gewohnten Vorstellungen erfassen können. Es ist aber erlebbar, daß so, wie in der Leibesgestalt des Menschen sich das Ich der Persönlichkeit ausdrückt, wie wir es in der Gestalt, am Gang, in der Gestik und Mimik erkennen können und wie es sich in der Leibesgestalt auf der Grundlage des aus der Vererbung hervorgegangenen Keimes entwickelt, auch der Zeitgestalt des Menschen, seiner Biographie, ein geistiger Keim zugrunde liegt. Dieser stammt nicht aus der Vererbung der leiblichen Eltern, sondern aus einem früheren Leben der betreffenden Ich-Individualität. So, wie im Leib das Naturgesetz der Vererbung wirkt, so folgt der Geist, das Ich des Menschen, dem Gesetz der Wiederverkörperung, den wiederholten Erdenleben (Reinkarnation). Die Seele lebt und entwickelt sich nach dem selbstgeschaffenen Schicksal (Karma), sie vermittelt den Zusammenhang zwischen Leib und Geist durch die Tätigkeit des Ich, wie wir es eben in der Zeitgestalt, der Lebensgeschichte des Menschen ablesen können. D. h. es kommt bei einer lebensgeschichtlichen Betrachtung eines Patientenschicksals nicht nur darauf an, was «das Leben» aus dem Menschen gemacht hat, sondern mehr darauf, wie der Mensch selbst das, was «das Leben» an ihm gemacht hat, weiterverarbeitet.

(Die Anschauung von wiederholten Erdenleben, durch die sich der Mensch in seinem Schicksal mit wachsendem Bewußtsein und zunehmender Freiheit weiterentwickelt, wird hier zugrunde gelegt. Näheres dazu in Rudolf Steiners «Theosophie», Kapitel Wiederverkörperung und Schicksal, GA Bibl. Nr. 9, Dornach, [30]1978.)

Die Krebskrankheit ist also eine Erkenntnisaufgabe für die Menschheit als ganze. Der krebskranke Mensch ist eine Heileraufgabe für den Arzt und ein Appell an die Achtung vor dem Menschenschicksal. Wir alle, ob von der Krankheit selbst betroffen, als Angehörige oder als Helfer, sind aufgerufen, aus der Begegnung mit der Krebskrankheit Erkenntnismut und Handlungskraft zu entwickeln, die Krebswelt zu verändern, die Krebspsyche sich verwandeln zu lassen und dem krebskranken Menschen zu helfen.

Die Krebserkrankung heute

«So sind auch die Seuchen natürliche oder künstliche, je nachdem ob die Veränderung der Lebensbedingungen von selbst, durch Naturereignisse oder künstlich durch die Lebensweise eintritt. Die künstlichen Seuchen sind Attribute der Gesellschaft . . .» (Rudolf Virchow).

Jede Epoche der menschlichen Geschichte hat ihre eigenen spezifischen «Zeitkrankheiten». Sie treten als «Volkskrankheiten»[1] in großen Zahlen in allen Bevölkerungsschichten auf und haben den Charakter von gefährlichen und in jedem Falle behandlungsbedürftigen Krankheiten. In den früheren Jahrhunderten waren es die epidemisch auftretenden Infektionskrankheiten wie Lepra, Cholera und Pest, später Pocken und Syphilis, und vor allem in den vergangenen zwei Jahrhunderten Tuberkulose, die ohne Rücksicht auf das Individium ihre Opfer forderten.

Die Infektionskrankheiten sind in unserem Jahrhundert, genaugenommen in den Jahren von 1925 bis 1970, von 20 Prozent auf vier Prozent der Erkrankungen zurückgegangen, die Herz- und Kreislauferkrankungen dagegen von 15 Prozent auf 43 Prozent angestiegen. Im gleichen Zeitraum sind die Krebserkrankungen von zwölf Prozent auf 20 Prozent angestiegen. Vergrößern wir den Zeitraum, so wird der Panoramawandel der Krankheiten noch deutlicher: «1901 starben 41 Prozent der Menschen an akuten Krankheiten, meistens Infektionskrankheiten; 1955 waren es noch neun Prozent; 1980 nur noch einer von hundert! 1901 starben demgegenüber 46 Prozent der Menschen an chronischen Krankheiten, 1955 waren es bereits 81,4 Prozent als Opfer chronischer Krankheiten. Die Tendenz ist seitdem unverändert.[2]

Heute erkranken in einer Industrienation wie der unseren bald ein Drittel der Menschen an Krebs.[3]

In dem Panoramawandel der Krankheiten durch annähernd 25 Jahrhunderte menschlicher und medizinischer Geschichte zeigt sich eine Tendenz von den akuten Infektionskrankheiten über die chronischen Infektionskrankheiten zu den primär chronisch verlaufenden sklerotisierenden und verhärtenden Erkrankungen. Dazu gehören vor allem die bei den Todesursachen an erster Stelle stehenden Herz- und Kreislauferkrankungen (Herzinfarkt und Schlaganfall) sowie die an zweiter Stelle der Todesursachen stehenden Krebserkrankungen.

Diese Krankheiten, unter denen die Menschheit in zunehmendem Maße heute zu leiden hat, sind keine ansteckenden und keine fieberhaften Erkrankungen, sie sind nicht akut und haben keinen identifizierbaren Krankheitserreger, sondern sie haben in der Regel viele Ursachen und verlaufen langdauernd. Sie sind in ihren Erscheinungsbildern im Gegensatz zu den Infektionskrankheiten eher «kalt» und «trocken» und treten, obwohl nicht ansteckend, weltweit auf, und dies in sich verstärkendem Maße, wobei ein Hauptgrund für diese Zunahme sicherlich auch in dem zunehmenden Älterwerden der Menschen begründet liegt.

Daneben gibt es vor allem zwei Gesichtspunkte, die die Bedeutung der Krebskrankheit heute von unterschiedlichen Gesichtspunkten aus charakterisiert: Es sind die beiden polaren, aber sich wechselseitig bedingenden und ergänzenden Gesichtspunkte der «Krebswelt» und der «Krebspsyche». Im Begriff der «Krebswelt» verdichten sich die Beobachtungen und Erkenntnisse von prägen den Prinzipien unserer Zivilisation: «Krebs ist unser Tribut an die Industrialisierung, eine Folge des ungezügelten Wirtschaftswachstums, das auf die Qualität der Umwelt keine Rücksicht nahm.»[4]

Der Autor dieser Aussage findet sich damit durchaus in Übereinstimmung mit einer Schätzung der WHO (Welt-Gesundheits-Organisation), wonach «80 bis 90 Prozent aller Krebsarten direkt oder indirekt von Umweltfaktoren abhängig sind.»[4] Von diesem Standpunkt aus erscheint es angemessen, wenn der Krebs als die Pest des zwanzigsten Jahrhunderts bezeichnet wird.[4]

So schädlich die Umweltgifte unserer Chemiewelt, ob in Boden, Wasser, Luft oder Energie, auch auf den Menschen wirken, sie führen doch nur bei einem Teil zu einer Krebserkrankung. Andere, innermenschliche Faktoren, stehen diesen äußeren, bisher materiell definierten Krebsweltfaktoren gegenüber und spielen bei der konkreten Entstehung einer Krebserkrankung eine noch entscheidendere Rolle.

Schließlich hängt der Verlauf einer Krebserkrankung nicht nur von der histologischen Diagnose, Differenziertheit oder Entdifferenziertheit der Krebszellen ab. Es gibt kein autonomes Wuchern einer Krebsgeschwulst, unabhängig davon, wie der erkrankte Mensch mit seiner Krankheit, mit sich und seinem Schicksal umgeht, bzw. umzugehen lernt. Dies zeigen bezüglich Überlebensqualität und Überlebenszeit die Krankheitsverläufe verschiedener Patienten mit vergleichbaren Krebserkrankungen, die jeweils in Abhängigkeit von ihrem Umgang mit seelischen und biographischen Faktoren, mit der Sinnfrage nach der Krankheit selbst standen.[5]

Individuelle Bedingungen der seelisch-geistigen Persönlichkeit und des Schicksals des Menschen sind von entscheidender Bedeutung für eine Erkrankung und deren Verlauf. Eine prognostische Stellungnahme einem krebskranken Menschen gegenüber nur aufgrund der histologischen Diagnose der Geschwulstart, der Lokalisation, Ausbreitung und Metastasierung ist ein menschenunwürdiges und unärztliches Verhalten, denn es ignoriert und verachtet den Menschen in seiner Einmaligkeit und entlarvt die Unmenschlichkeit eines nur leiblich orientierten Menschenbildes.

Das Verständnis und die Behandlung der Krebskrankheit heute ist Ausdruck eines verarmten materialistischen Welt- und Menschenbildes. Der Krebs ist nicht nur wegen seiner weiten Verbreitung, sondern auch wegen der Anschauung, er sei ein rein zelluläres, materielles Problem, eine Krankheit unserer Zeit.

So haben sich uns bisher drei Gesichtspunkte für die weite Verbreitung der Krebserkrankung in unserer Zeit ergeben:

1. Der Gesichtspunkt der Krebswelt, als einer den Menschen mit kanzerogenen Stoffen langsam aber systematisch vergiftenden chemischen Umwelt: *Die Welt kränkt ihre Kinder.*

2. Der Gesichtspunkt der Krebspsyche als individueller seelischer Faktor, der mindestens eine Disposition zur Krebserkrankung, wenn nicht sogar die notwendige Voraussetzung für die Manifestation einer Krebserkrankung darstellen kann: *Die Seele kränkt ihren Leib.*

3. Als eine übergeordnete Ursache: Das sich in Denken, Fühlen und Handeln, bei der Ernährung, in Arbeit und Freizeit, in der Lebensgestaltung und in der Lebens-Sinn-Frage durchdringend bemerkbar machende Welt- und Menschenbild des Materialismus: *Die Zeit kränkt ihre Kinder.*

Vor diesem Hintergrund kann die Krebserkrankung – betrachtet man sie in einzelnen Schicksalsverläufen – wie eine «Sonderlektion» des Zeitgeistes erscheinen, durch welche die Menschen die Chance zu neuen Gedanken bekommen sollen, zu einem neuen Denken im weitesten Sinn.

Die Krebspatienten, deren Krebserkrankung eindeutig auf kanzerogene Umweltgifte, Nahrungsstoffe oder Medikamente zurückzuführen ist, gehören zur «Krebswelt-Gruppe». Die Krebskranken der zweiten Gruppe, deren Krebserkrankung auf eine Krebspsyche zurückgeht, sind derzeit vermutlich noch die größte Gruppe in unserer Zivilisation.

Am schwierigsten zu erkennen sind die krebskranken Patienten der dritten Gruppe, die wir bis in die leibliche Organisation hinein als Kinder, als Opfer unserer Zeit bezeichnen können.

Die drei Kategorien «Welt», «Zeit» und «Psyche» wirken natürlich nicht unabhängig vom Menschen, sondern er prägt alle drei Bereiche selbst entscheidend mit. Global betrachtet sind es also Rückwirkungen des eigenen Tuns, die den Menschen gesund oder krank machen.

Krebs und Psyche in der Geschichte

Für die naturwissenschaftliche Medizin ist die Krebskrankheit zum Teil heute noch ein Paradebeispiel für eine rein körperliche, zelluläre Erkrankung. Im letzten Drittel des neunzehnten Jahrhunderts allerdings wäre es wohl niemandem eingefallen, öffentlich die beiden Begriffe Krebs und Psyche in einem Atemzug zu nennen, zu einer Zeit, in der die Anschauung von der Krebserkrankung als einer rein körperlichen, zellulären Erkrankung gerade im Entstehen war: Der Krebs, eine Entartung von Zellen. Bei der 43. Versammlung deutscher Naturforscher und Ärzte, 1869 in Innsbruck, erklärte der berühmte Pathologe Rudolf Virchow: «Das viel gesuchte Wesen der Krankheit ist die veränderte Zelle!» Rund hundert Jahre beherrschte die Zellularpathologie, deren Begründer Rudolf Virchow war, das medizinisch-naturwissenschaftliche Denken. Sie ist bis heute noch nicht ganz überwunden und sicher von einer Psycho-Onkologie, dem Versuch, Krebs und Psyche zusammenzusehen, am weitesten entfernt. Die Zellularpathologie hat den wissenschaftlichen Mediziner in seinem Blick auf das Wesen der Krankheit im wahrsten Sinne des Wortes einäugig gemacht, insofern die Krankheit nach dem Postulat von Virchow im einäugigen Blick durchs Mikroskop auf die veränderte Zelle erkannt werden sollte. Bevor sich die Medizin in dieser Weise zur Einäugigkeit entwickelte, gab es genügend Hinweise und Erfahrungen von Ärzten, die mit beiden Augen wach und aufmerksam die Phänomene des krebskranken Menschen beobachtet und beschrieben haben. Für sie war, wie K. H. Bauer es formulierte, «der Urgrund des Krebsproblems immer der krebskranke Mensch«. Nicht Psychiater, Psychologen oder Psychotherapeuten waren es, die sich dem Zusammenhang von Krebs und Psyche zugewandt haben; es waren im Umgang mit krebskranken Menschen erfahrene Ärzte, die diesen Zusammenhang sahen. Und so wenig die Krebspsyche eine Erfindung von Psychologen ist, so wenig ist die Erkenntnis des Zusammenhanges der Krebskrankheit und ihres Verlaufs mit dem Seelenleben des Patienten eine Entdekkung unseres so fortschrittlich erscheinenden Jahrhunderts. Diese medizinische Erkenntnis ist so alt wie unser abendländisch medizinisches Denken überhaupt.

Die Krebserkrankung selbst ist ja auch keine Erscheinung nur des zwanzigsten Jahrhunderts. Bereits in dem ältesten aller heilkundlichen Werke der Weltliteratur, dem «Ramajana» aus Indien (ca. 2000 Jahre v. Chr.) und in dem ägyptischen «Papyrus Ebers» (um 1500 v. Chr.) werden die Phänomene der Krebserkrankung erwähnt.[6] Im vierten vorchristlichen Jahrhundert, in der hippokratischen Medizin, finden wir die ersten Beschreibungen von einem Leib-Seele-Zusammenhang bei der Krebserkrankung. Hippokrates (460–377 v. Chr.) gab dieser Krankheit dann auch den Namen «Carzinoma» und charakterisierte sie aus der Anschauung der Vier-Säfte-Lehre (Humoralpathologie) als eine Erkrankung aus dem Überwiegen der schwarzen Galle, des Erdhaften, Festen,

Kalten, zum Tode Hinneigenden im menschlichen Organismus. Hier klingt die antike Elementenlehre der vorsokratischen Naturphilosophie an, die die Welt und die Lebewesen zusammengesetzt erlebten aus den vier Elementen Erde, Wasser, Luft und Wärme (Feuer) und als deren Repräsentanten in der Anschauung der Humoralpathologie die vier Säfte im menschlichen Organismus angesehen wurden. Von den griechischen Namen dieser Säfte wurden als Zeichen eines erkannten und erlebten Leib-Seele-Zusammenhanges die Begriffe der vier seelischen Temperamente (Melancholiker, Phlegmatiker, Sanguiniker und Choleriker) abgeleitet. Als seelische Qualität gehört dementsprechend zum krebskranken Menschen das melancholische Temperament. Diese früheste Erkenntnis eines Zusammenhanges von seelischem Temperament und körperlicher Krankheit beim Krebs hat sich über gut zwei Jahrtausende medizinischen Fortschritts erhalten. Menschen mit melancholischem Temperament neigen eher dazu, Krebs zu bekommen als Menschen mit einem sanguinischen Temperament.

Insbesondere der römische Arzt Galenus (131–203), Leibarzt des Kaisers Marc Aurel, der eine genaue Bezeichnung des Begriffes «Carzinoma» gibt und das Bild des Brustkrebses mit den strahlenförmig angeordneten narbigen Einziehungen der Haut mit den radiär vom Körper ausgehenden Extremitäten einer Krabbe (Carcinomus) vergleicht, betonte den Zusammenhang von Melancholie und Krebs, die beide durch ein Überwiegen der schwarzen Galle im Menschen verursacht werden.

Von Galen stammt auch die heute noch richtige und gültige Charakterisierung ungewöhnlichen Wachstums innerhalb eines Organismus.

Demnach können wir ein *naturgemäßes Wachstum* (= physiologische Hyperplasie) als ungewöhnliche, aber nicht krankhafte Vergrößerung eines Organs erkennen, wie z. B. die Vergrößerung der Brustdrüsen und des Uterus in der Schwangerschaft. Beide Vergrößerungen bilden sich nach der Schwangerschaft wieder zurück. Andererseits kennen wir z. B. in der übertriebenen Ausbildung von Knochenkallus nach einer Fraktur ein *die Natur über-*

treibendes Wachstum. Es ist im Vergleich zur ersten Stufe krankhaft, im Gegensatz zur folgenden dritten Stufe aber immer noch ein natürliches, kein anomales Wachstum. Es entsteht durch eine Steigerung natürlicher Wachstumsreize.

Erst die dritte Stufe, das *widernatürliche Wachstum*, gehorcht nicht mehr den natürlichen Wachstums- und Gestaltgesetzen. Es ist ein neu auftretendes, aus dem naturgemäßen Organismus herausfallendes und daher *widernatürliches*, den Organismus schädigendes Wachstum.

Unter den *Neoplasien* (Neoplasmen) gibt es «gutartige» (benigne) und «bösartige» (maligne); nur die letzten, die malignen Neoplasien, bezeichnet man als «Krebse».

Mit dieser Einteilung des Wachstums und der Geschwulst durch Galen im zweiten nachchristlichen Jahrhundert, war ein Höhepunkt in der Krebsforschung erreicht. Erst rund 1600 Jahre später, nach Einführung des Mikroskops in die Anatomie, konnte die Zellularpathologie diese Galenischen Prinzipien weiter differenzieren. Damit hat sich bis heute in rund zweitausendjähriger medizinischer Entwicklung die eine Seite des von Hippokrates und Galen beschriebenen Krebsproblems weiterführen und differenzieren lassen. Daraus haben sich auch die bisherigen therapeutischen Fortschritte in der Krebsbehandlung ableiten lassen.[7]

Die andere Seite des Phänomens Krebs, die seelische Konstitution, hat noch etwas länger «geschlafen» und wartet bisher auf eine wesentliche, weitere Differenzierung, die sich prophylaktisch oder therapeutisch anwenden ließe. Die Entwicklung der Krebsbehandlung in der anthroposophischen Medizin ist noch im Gang und erlaubt noch keine abschließende Bewertung im Zusammenhang körperlicher und seelischer Therapiemöglichkeiten.

Von den mittelalterlichen Ärzten sei hier nur Paulus von Aegina (625–690) erwähnt, der die Ursache des Krebses ebenfalls in einem Überwuchern der Schwarzgalligkeit gesehen hat. Auch der arabische Arzt Avicenna (980–1037) beschreibt den Krebs ähnlich: «Cancer est apostema melancholicu, de melancholia adusta a materia cholerica.»

Auch in der Zeit der Renaissance sahen die Vertreter der berühmten medizinischen Schule von Salerno, z. B. Bruno da Longenburgo, die Ursache des Krebses in dem in den Venen befindlichen melancholischen Blut, das deshalb auch bei der Operation ausgedrückt werden müsse. Da die Humoralpathologie bis zum Ausgang des achtzehnten Jahrhunderts die herrschende medizinische Anschauung blieb, finden wir in allen Jahrhunderten berühmte Ärzte, die aus dem humoralpathologischen Denken und Erleben eines Zusammenhangs zwischen Körperkrankheit und Seelentemperament auch nach den möglichen seelischen Wurzeln und Anlässen der Krebserkrankung bei ihren Patienten suchten. Insbesondere der große Chirurg der Renaissance, Ambroise Pare (1510–1590) hat die Auffassung vertreten, daß seelische Belastungen und Sorgen einen Einfluß auf Entstehung und Verlauf der Krebskrankheit haben.

1759 veröffentlichte der englische Chirurg Richard Gay seine Gedanken über mögliche Ursachen des Mamma-Karzinoms. Darin beschreibt er allgemein: «. . . Frauen erkranken häufiger an Krebs, besonders jene mit einer stillen, melancholischen, seelischen Disposition, die im Leben Katastrophen ausgesetzt waren, welche ihnen viel Kummer und Sorgen verursacht haben.»

1802 gründeten in England und Wales einige führende Ärzte die «Society for Prevention and Cure of Cancer». Sie stellten eine Liste zusammen mit elf für die Entstehung und Erforschung des Krebses wichtigen Fragen. Eine davon lautete: «Gibt es eine prädisponierende Stimmungslage?» In nur wenig veränderter Form tritt diese Frage heute in der psychosomatischen Krebsforschung wieder auf. Ein russischer Arzt (Zakharin) schrieb um die Mitte des vorigen Jahrhunderts: «Bei alten Menschen erscheinen im Gefolge der Trauer zwei Krankheiten: Krebs und Diabetes. Der Krebs ist allerdings häufiger.»

In Deutschland erkannten Hufeland (1762–1836), der Pathologe Karl von Rokitansky (1804–1875) in Wien und anfangs selbst Rudolf Virchow in Berlin (1821–1902) die Möglichkeit seelischer Einflüsse auf die Krebsentstehung an. Erst 1869, auf der bereits erwähnten 43. Versammlung deutscher Naturforscher und Ärzte in Innsbruck, erklärte Virchow, daß das vielgesuchte Wesen der Krankheit überhaupt und der Krebskrankheit im besonderen, die veränderte Zelle sei. Der Pathologe Hugo Ribbert in Bonn trat dieser Auffassung noch 1909 energisch entgegen. Doch konnte er den fortschreitenden Siegeszug der Zellularpathologie zunächst nicht aufhalten.

Seelische Gesichtspunkte bei Auftreten und Verlauf der Krebserkrankung gerieten in unserem Jahrhundert zunächst innerhalb der offiziellen medizinischen Wissenschaft weitgehend in Vergessenheit, obwohl es auch in diesen Zeiten immer Ärzte gab, die von seelischen Zusammenhängen bei der Krebskrankheit aufgrund ihrer Erfahrungen ausgingen. Die in den letzten Jahrzehnten langsam erwachende und sich zu einer wissenschaftlichen Forschungsrichtung emanzipierende Psycho-Onkologie versucht, von unterschiedlichen theoretischen Ansätzen ausgehend, in retrospektiven und auch in prospektiven Studien, seelische Faktoren bei an Krebs Erkrankten herauszufinden, um die Krebspsyche oder die Krebspersönlichkeit vor dem Ausbruch der Krebskrankheit charakterisieren zu können. Die Ergebnisse dieser Forschung sind in die folgenden Betrachtungen eines Zusammenhanges von Krebs und Psyche mit eingegangen.

Krebs und Psyche heute

«Mit dem Krebs hat es nun aber eine doppelte Bewandtnis:
Einerseits ist er eine körperliche Krankheit,
an der ich mit einiger Wahrscheinlichkeit in nächster Zeit sterben werde,
die ich vielleicht aber auch überwinden und überleben kann;
andererseits ist er eine seelische Krankheit, von der ich nur sagen kann,
es sei ein Glück, daß sie endlich ausgebrochen sei.»

Fritz Zorn

Mit diesen Worten charakterisiert ein dreißigjähriger, an Krebs erkrankter Gymnasiallehrer, seine Situation. Er hält Rückschau auf sein Leben und beginnt seine Selbstcharakteristik mit folgender Beschreibung: «Ich bin jung und reich und gebildet; und ich bin unglücklich, neurotisch und allein. Ich stamme aus einer der allerbesten Familien ... Ich bin bürgerlich erzogen worden und mein ganzes Leben lang brav gewesen. (...) Natürlich habe ich auch Krebs, wie es aus dem vorher Gesagten eigentlich selbstverständlich hervorgeht.»

Ich schildere im folgenden einige wesentliche psychologische Züge in der biographischen Entwicklung eines jungen Mannes, bis hin zu seiner Krebserkrankung. Aus zwei Gründen habe ich diese Krankengeschichte ausgewählt, erstens weil sie mir exemplarisch erscheint, zweitens weil sie von dem betreffenden Patienten selbst niedergeschrieben worden ist, durchaus mit der Absicht, sie zu veröffentlichen. Es ist die Lebens- und Krankengeschichte des Züricher Gymnasiallehrers Fritz Angst, der unter dem Pseudonym Fritz Zorn quasi einen psychologischen «Kriegsbericht» von dem Kampf gegen sein Leben und seine Krankheit schreibt. Der Titel dieses in jedem Falle lehrreichen, aber nicht immer nur hilfreichen Buches ist folgerichtig: «Mars».[8]

Die Krankheit, die in seinem dreißigsten Lebensjahr sichtbar wird, warf ihre Schatten voraus. In seinem siebzehnten Lebensjahr legte sich ein solcher Schatten über seine Jugend. Er wurde krank, ohne es damals als eine Krankheit zu erkennen; und dieser Schatten, diese Wolke über seinem Gemüt und seinem seelischen Empfinden und Erleben verließ ihn nicht mehr. «Ich wurde krank. Ich wußte damals noch nicht, daß es sich um eine Krankheit handelte, und ich kannte auch ihren Namen noch nicht. Es ist eine der populärsten Krankheiten unserer Zeit; man nennt sie Depression. Ich würde heute schätzen, daß sie etwa in meinem siebzehnten oder achtzehnten Lebensjahr begann. Seitdem hat sie mich nicht mehr verlassen. Heute bin ich zweiunddreißig Jahre alt.» (S. 86)

Die Familie, in der er aufwuchs, war reich und vornehm, und das Familienleben war von einer unerschütterlichen Harmonie geprägt. Die Harmonie war das wichtigste Motiv seiner Jugendwelt, ja, er formulierte es selbst in dem bekannten Satz: «Die

Hamletfrage, die mein Elternhaus bedrohte, lautete: Harmonie oder Nichtsein.» (S. 28) Es mußte alles harmonisch sein, Probleme, Schwierigkeiten, spontane Gefühlsregungen, Spontaneität überhaupt, ja, Empfindungen und Gefühle überhaupt durfte es nicht geben. Die Harmonie der glatten Oberflächlichkeit war die absolute Maxime der Familie. «Höflichkeit, unbedingt ja; Herzlichkeit, unbedingt nein. – Das war die Parole.» (S. 47)

In der Familie funktionierte er; bei seinen Spielkameraden und Schulkameraden war er ein Außenseiter: ein Kamerad, mit dem man nicht viel anzufangen wußte. Er kam mit allen gut aus und hatte keine Feindschaften, aber auch keine echten Freunde. Er war eine blasse Erscheinung, die niemandem Anlaß gab zu besonderer Sympathie oder Antipathie.

Als Student war er auffallend distinguiert: Er trug stets eine schwarze Hose, ein weißes Hemd, ein blaues Jackett und eine schwarze Krawatte. Dies war die einzige Möglichkeit, die er hatte, um seiner depressiven Gestimmtheit, seinem schmerzlichen Erleben, seiner Hoffnungslosigkeit und seiner ständigen Traurigkeit Ausdruck zu geben. Er war depressiv und befand sich in einem ständig zunehmenden Konflikt zwischen innen und außen. Je deprimierter er im Grunde seines Herzens war, desto mehr lächelte er nach außen. «Je schwärzer innen, desto weißer außen.» (S. 91.)

Die elterlichen Prinzipien der Höflichkeit, Oberflächlichkeit und Problemlosigkeit, der zur Schau getragenen Harmonie, des total zu verdrängenden und ignorierenden Gefühlslebens, des Konformismus und der Unauffälligkeit bis zur Unkenntlichkeit, diese Prinzipien seiner Erziehung hatte er vollkommen verinnerlicht. Er war sein ganzes Leben lang unglücklich gewesen und hatte nie auch nur ein einziges Wort darüber gesprochen, aus dem wohlerzogenen Empfinden heraus, daß sich so etwas nicht schicke!

Als er dann mit dreißig Jahren bemerkte, wie sich an seinem Hals langsam ein Tumor auszubilden begann, stellte er, obwohl er nicht wußte, um was für eine Erkrankung es sich handelte, intuitiv die richtige Diagnose: Er betrachtete den Tumor an seinem Hals als die verschluckten Tränen, die er im Laufe seines Lebens innerlich geweint hatte. Rein medizinisch gesehen, soviel wußte er auch, war diese Diagnose wohl nicht zutreffend; «aber auf den ganzen Menschen bezogen sagt sie die Wahrheit aus: Das ganze angestaute Leid, das ich jahrelang in mich hineingefressen hatte, ließ sich auf einmal nicht mehr in meinem Innern komprimieren; es explodierte aufgrund seines Überdrucks und zerstörte bei dieser Explosion den Körper.

Die Ärzte wissen zwar eine Menge über den Krebs, aber was er wirklich ist, wissen sie nicht. Ich glaube, daß der Krebs eine seelische Krankheit ist, die darin besteht, daß ein Mensch, der alles Leid in sich hineinfrißt, nach einer gewissen Zeit von diesem in ihm steckenden Leid selbst aufgefressen wird» (S. 132).

Der auf dieser Stufe der Selbsterkenntnis stehende Fritz Angst, der sich in Fritz Zorn verwandelt hatte, war jetzt zweiunddreißig Jahre alt. Vor knapp zwei Jahren hatte er den Tumor an seinem Hals entdeckt; und in dieser Krankheitszeit hatte er für sich und seine Seele mehr gelernt als in seinen dreißig Lebensjahren vorher. Er hatte sich die Freiheit genommen, die tödliche Geschwulst an seinem Leib als «Erkenntnisorgan» einzusetzen (S. 18). Er sah in seiner Krebskrankheit eine Chance und nutzte diese, um sich den Zorn über die Welt, in der er lebte und erzogen worden war, jetzt endlich von seiner Seele zu schreiben. Die Ursache seiner Erkrankung sah er in seiner Erziehung. Aber «schließlich bekommt nicht jeder, der falsch erzogen ist, Krebs davon. Ich möchte es lieber so ausdrücken, daß die Schäden, die durch eine falsche Erziehung hervorgerufen worden sind, so groß werden können, daß sie in ihren extremsten Formen (wie dies nun bei mir der Fall zu sein scheint), sich auch als neurotisch bedingte Krankheiten, z.B. Krebs, manifestieren können. Ob ich diese Krankheit überleben werde, weiß ich heute nicht. Falls ich daran sterben sollte, wird man von mir sagen können, daß ich zu Tode erzogen worden bin. Andererseits kann man aber auch annehmen, daß ich eben Glück gehabt habe: Dadurch, daß ich zu Krebs erzogen worden bin, habe ich jetzt auch eine Chance bekommen, auf das Übel zu reagieren, und bin wohl besser dran als viele tausend andere, bei denen es nicht so überwältigend schlimm gewesen ist und die heute darum krebslos in traditioneller Frustration ebenso glücklos verblöden können; die nur ein bißchen weniger schlimm dran sind als ich, aber eben gerade um dieses bißchen weniger viel weniger Chancen haben, dem Übel entgegenzutreten. Jeder reiche Züricher hat schließlich einen Herzinfarkt und ein Magengeschwür; bloß fällt ihm nichts Gescheites ein dazu.» (S. 44, 45.)

Fritz Zorn erblickte durch sein neu gewonnenes Erkenntnisorgan, die Krebsgeschwulst an seinem Hals, in seiner Krebskrankheit selbst «eine Form von Tod und Auferstehung» (S. 135), wobei freilich der Tod für ihn nicht nur symbolisch, sondern ganz konkret irdisch zu verstehen war. Fritz Zorn starb tatsächlich kurze Zeit nach Abschluß seiner Lebensgeschichte.

Auch wenn er, menschlich verständlich und richtig, bis zuletzt auf ein Entrinnen vom frühen Tod gehofft hatte, so war es sicher der Gedanke von der Auferstehung zu einem neuen Leben, das nicht mehr so qualvoll sein würde wie sein vergangenes, der ihm die Kraft gegeben hat, sich seinen Zorn über die Welt, eine seelische Krebswelt, von der Seele zu schreiben. In diesem Zorn fand er zu sich, so wie er war und fühlte und handelte und nicht so wie ein «richtiger verschüchterter kleiner Kant, der immer nur so zu handeln können glaubte, daß es durchaus dem allgemeinen Gesetz entspräche.» (S. 32.) Kants sittlicher Imperativ ist ein seelisch-geistiges Kanzerogen. Er führt zur Unterdrückung des Ichs und individueller Handlungen. Eine solche Welt, in der das «Eigene», Individuelle verdrängt und verschoben wird zugunsten des Allgemeingültigen, ist eben eine seelische Krebswelt. Konformismus aus Autismus, Selbstlosigkeit aus Unselbständigkeit, Ausgeglichenheit aus Verleugnung und Verdrängung sind die (scheinbaren) Widersprüche der typischen Krebspsyche, wie wir sie oft erkennen können.

Krebs und Psyche in der anthroposophischen Medizin

«Der Krebs ist nur die Illustration
für meinen seelischen Zustand».
Fritz Zorn

Wenn weitgehend übereinstimmend in den neueren psycho-onkologischen Untersuchungen zur Krebspsyche[9] festgestellt wird, daß Krebspatienten häufig in ihrem sozialen Leben vor Ausbruch der Erkrankung konformistisch, unauffällig, angepaßt, fleißig und tüchtig bis zur Aufopferung sind, dabei ihre eigenen Interessen und Gefühle unterdrücken, in ihrem Seelenleben entsprechend in sich gekehrt und eingeschlossen sind, sich in ihrem Empfindungsleben von der Umwelt und Mitwelt abschließen bzw. nur oberflächliche Bindungen zulassen oder sich zu sehr an eine Bindung klammern, so scheint es mir erlaubt, im übertragenen Sinne von einer «gestaltlosen Seele», einem seelisch amorphen Verhalten zu sprechen. Denn ein solches Verhalten erscheint nicht als eigene und echte Äußerung der individuellen Seele, sondern vielmehr als das von den Erwartungen der Mitwelt und Umwelt geprägte und bestimmte Verhalten, ganz wie es aus der exemplarischen Schilderung von Fritz Zorn hervorgeht.

Häufig ist die seelische Stimmungslage schon mehr oder weniger lange vor Kenntlichwerden der Krebserkrankung bei den Menschen deprimiert und hoffnungslos; in ihrem Verhalten sind sie typischerweise betont ordentlich, korrekt bis zwanghaft. Gefühle und jedwede spontane Äußerung werden nicht zugelassen und nicht gezeigt, sie bleiben unsichtbar, werden verleugnet und verdrängt in unbewußte Leibestiefen verschoben, zurückgedrängt. Angst, Wut und Aggression werden unterdrückt, die depressiven Stimmungen geleugnet und überspielt. Dadurch erscheint eine häufig ausgeglichene, problemlose Seelensituation, die unecht ist, weil sie nicht verrät, was hinter der Maske, der oberflächlichen Harmonie, geschieht, weil sie nichts widerspiegelt von dem, was die Seele von der Welt wahrgenommen, aufgenommen und empfunden hat.

Eine solche Charakteristik entspricht häufig der seelischen Situation im Laufe des Lebens vor Ausbruch einer Krebserkrankung.

Rudolf Steiner beschreibt im Zusammenhang mit der Notwendigkeit, einen bestimmten seelischen Entwicklungsschritt zu vollziehen, die mögliche Gefahr, wenn dieser Seelenentwicklungsschritt nicht vollzogen wird: «Nun kann der Mensch sich so entwickeln, daß er mit seinen Eigenschaften wieder herausgeht aus sich selber, einen Einklang schafft mit der Umwelt; oder aber er kann auch diese Eigenschaften in sich selber verhärten, sie in sich selber zum Vertrocknen bringen. Zum Vertrocknen bringt der Mensch dasjenige, was in der Empfindungsseele auftaucht, wenn er zwar die Eindrücke der Außenwelt, Farbe, Ton usw. in sich aufnimmt, aber in sich selber kein Echo erweckt, um mit Lust und Interesse die Eindrücke wieder in die Außenwelt hinaus zu ergießen. Verhärtet wird der Mensch in sich, wenn er das, was er im Umgang mit Menschen entwickeln kann, nicht wieder anwendet, um es im Zusammenhang mit Menschen auszuleben. Wenn er sich abschließt, nur in sich selber damit leben will, dann kommt er in eine Disharmonie zwischen sich und dem, was ihn umgibt. Eine Kluft richtet er auf zwischen seiner Empfindungsseele und seinem Empfindungsleib . . . und die Folge ist, daß der Mensch in sich selber vertrocknet.»[10]

Mit Empfindungsleib ist hier dasjenige gemeint, was die Beziehung zur Außenwelt und zu den Wahrnehmungen herstellt, mit Empfindungsseele bezeichnet Rudolf Steiner den Teil der Seele, der die Eindrücke der Außenwelt empfindet und innerlich verarbeitet.

Eine Kluft zwischen Mensch und Welt entsteht durch ein Leben, das seelisch zu sehr im Aufnehmen, im übertragenen Sinn im Einatmen bleibt, und dem der rhythmische Ausgleich von Einatmen und Ausatmen, von Aufnehmen, Empfinden und Antworten fehlt.

Wenn die mannigfaltigen psychischen Eindrücke, die im Laufe des Lebens auf den Menschen einwirken, keine angemessene Ausdrucksmöglichkeit finden, entsteht im allgemeinen die Bereitschaft zu körperlichen Krankheiten. Zur Disposition für die Krebskrankheit im besonderen gehören dann noch Neigungen und Tendenzen, die die angesprochene persönlich-seelische Ausdrucksarmut, vor allem des Empfindungslebens, fortsetzen und über nichtmaligne körperliche Erkrankungen hinwegsteigern, bis es zu einer Verschiebung des Lebens kommt. Dadurch entstehen «falsche Organbilder», die Wachstumskräfte werden zu einem quasi embryonalen, undifferenzierten Wachstum irregeleitet.

Im Seelischen beobachten wir bei einer solchen Entwicklung nicht nur eine Verarmung, ein Ausblenden bestimmter psychischer «Provinzen», wie es häufig bei anderen Erkrankungen der Fall ist, sondern bei der Entwicklung der Krebskrankheit zusätzlich noch eine Tendenz des Verzichtens, des Opfers auf subjektiven persönlichen Erlebnischarakter. Es ist ein Opfer aus einer konstitutionellen Schwäche heraus.

Unter solchen Bedingungen entsteht im Menschen die oben beschriebene Kluft zwischen Empfindungsleib und Empfindungsseele. Der Empfindungsleib beinhaltet das empfindende, leiborientierte oder leibgebundene Seelenleben und steht in enger Beziehung zur – weniger leibgebundenen – Empfindungsseele, die mit den leiblich vermittelten Eindrücken frei umgehen kann. (Vgl. zu den genannten Begriffen den Beitrag von A. Goyert, S. 22 ff.).

Der gesunde Mensch findet in seinem Verhältnis zur Mitwelt Äußerungs- und Gestaltungsmöglichkeiten seines persönlichen Empfindens und Denkens, die beiden Seiten, der eigenen Seele wie auch der Mitwelt gegenüber, angemessen sind. Verkümmert dieses Wechselverhältnis auf der Seite der Seelenäußerungen, so kommt es zum Stau auf der Seite der Wahrnehmungen und Eindrücke, die aus der Um- und Mitwelt über den Leib (z. B. über Sinnesorgane) auf die Seele einwirken. Diese Einwirkungen fordern im Normalfall eine seelische Antwort heraus. Die Gestaltung der Antwort kann emotional leibnah oder ichbetont mehr leibfrei sein. Bleiben über lange Zeit Antworten aus, weil sie – aus welchen Gründen auch immer – nicht zugelassen und deshalb unterdrückt werden, bildet sich ein Rückstau von seelischen Antwortimpulsen, die sich eigentlich aus dem Leib befreien sollten. Stattdessen entsteht langsam eine leibliche Reaktion: Seelische Empfindungen werden auf die leibliche Ebene zurückgedrängt und können sich schließlich nicht mehr seelisch äußern. Dadurch schließt sich der Mensch in seiner weiteren Entwicklung noch mehr in sich ab. Es kann zu einer Verdrängung der Kräfte und Fähigkeiten führen, die für die empfindende und erkennende Begegnung des Menschen mit der Welt zur Verfügung stehen sollten. Es ist eine Verdrängung, eine «Verschiebung des Lebens»: Seelenleben, das in freiem Kontakt mit der Welt und dem Leib stehen sollte, nachdem es sich aus dem Leib metamorphosiert und befreit hat, regrediert wieder zu seinem Ursprung zurück, «bildet» wieder im Leib und wächst, wieder organisch geworden, aber ohne Organgestalt oder Wachstumsgesetze einzuhalten.

Den Kernsatz, der dieses für die Krebsentstehung entscheidende Geschehen beschreibt, finden wir in der Krankengeschichte von Fritz Zorn: «Die Verschiebung des Lebens, die mir angewöhnt wurde, die ich mir als eigene Lösung angewöhnt habe, ist eine Krankheit zum Tode.» Wie können wir diese «Verschiebung des Lebens» konkret fassen?

Durch die in der Krankengeschichte von Fritz Zorn geschilderten Erziehungs- und Lebensprinzipien der Verneinung, Verdrängung und Verleugnung eines echten, spontanen seelischen Lebens kommt es zunächst nach Jahren der Latenz zu uncharakteristischen seelisch-leiblichen Vorerkrankungszeichen wie Appetitlosigkeit, Völlegefühl, Kältegefühl, Lustlosigkeit, Adynamie, Nachlassen der Leistung und deprimierte Stimmung. Diese Symptome sind erster Ausdruck der Lebensverschiebung. Seelische Lebensäußerungen nehmen ab, werden verdrängt und regredieren in unbewußte Leibesvorgänge. Dadurch werden die gesunden Lebenskräfte des Leibes in Disharmonie und Unordnung gebracht.

Die geschilderten Anfangssymptome sind uncharakteristisch, sie können auch zum Beginn anderer schwerer körperlicher Erkrankungen passen oder eine beginnende Depression charakterisieren.

Die Kräfte des Seelenlebens, die den Empfindungen, dem Erinnern und dem denkenden Erkennen dienen, fallen in den geschilderten unspezifischen Vorstadien, unter Umständen viele Jahre vor Ausbruch einer Krebserkrankung, zunehmend in die Leiblichkeit zurück, aus der sie sich in der Kindheitszeit herausentwickelt und zu seelischen Fähigkeiten metamorphosiert haben.

Es handelt sich bei dieser «Verschiebung des Lebens» um eine exakte Umkehr einer sich mit dem Zahnwechsel, also ungefähr in der Zeit vom sechsten bis zwölften Lebensjahr, vollziehenden Metamorphose: Mit dem Zahnwechsel wird beim Kind ein Höhepunkt und sozusagen ein Meisterwerk der Wachstums- und Bildetätigkeit des Äther- oder Bildekräfteleibes im Organismus erreicht. Mit den bleibenden Zähnen, weißkantig, scharf und hart, liegt dieses Meisterstück vor, in Gestalt der härtesten Substanz, die der menschliche Organismus überhaupt hervorbringt. Nach dieser «Abschlußarbeit» der ätherischen Bildekräfteorganisation im physischen Leib beginnt nach und nach ein Teil dieses Ätherleibes, der im ersten Jahrsiebt fast ausschließlich dem Wachstum und der Leibgestaltung und Organbildung diente, Kräfte aus dem Leib abzuziehen und nach einer Metamorphose (Verwandlung) für seelische Qualitäten frei zu machen. Diesen Wechsel und Beginn bestimmter seelischer Fähigkeiten und Eigenschaften bezeichnen wir allgemein als Schulreife. Jetzt kann das Kind mit den vorher im Leibe tätigen Kräften sich wacher und aufmerksamer der Welt zuwenden und das Wahrgenommene und Erfahrene zu seinem eigenen bewußten Seeleninhalt machen. Jetzt sollen diese Kräfte, in der Begegnung mit der Welt, der Wahrnehmung, der Erinnerung und der Erkenntnis dienen. Und in dem aufnehmenden Leben soll sich in der Seele des Jugendlichen das Empfindungsleben, zunächst das des Empfindungsleibes, später das der Empfindungsseele, anschließen, das sich in spontanen Gefühlen und

Empfindungsäußerungen wiederum der Umwelt und Mitwelt zuwendet. Geschieht dies nicht oder nur ungenügend, werden, wie es in der Krankengeschichte des Fritz Zorn eindrücklich geschildert ist, die seelischen Empfindungen verleugnet und verdrängt, so kann zunächst das Seelenleben in einem solchen Fall das Bild einer depressiven, schwermütigen, interesse- und lustlosen Verstimmung annehmen. Nach einer längerdauernden, chronischen Verlaufszeit werden sich diese seelischen Kräfte, die einmal als Leibbildekräfte in Organen tätig waren, wieder zurückentwickeln, im wahrsten Sinne des Wortes regredieren, d.h. wieder in den leiblichen Organismus und in eine, jetzt nicht mehr angemessene, organbildende Tätigkeit zurückfallen. Diese organbildende Tätigkeit, die jetzt zur Unzeit, mit einer lange Zeit aufgestauten, verdrängten Kraft in den Leib, in ein bestimmtes Organ hineinstößt, lebt sich nun als «neue Organisation» im Physisch-Leiblichen aus, hält sich jetzt aber nicht mehr an die Gestaltgesetze des Organismus oder eines Organs. So entstehen «fremde» Organisationsinseln von Bildekräften, die in dem Organismus ein Eigenleben beginnen können. «Wir haben in den karzinomartigen Bildungen etwas, das im Organismus, gewissermaßen sich absondernd, naturhaft organisierend auftritt, wo sich diese Organisationskraft einlagert in den Organismus.»[11]

Die Metamorphose beim Übergang vom ersten ins zweite Jahrsiebt, von den leibbildenden Wachstumskräften in seelische Kräfte, wird im Rahmen der Entstehung einer Krebskrankheit entweder zurückgedrängt, wieder in den Organismus hineinverdrängt; oder diese Metamorphose hatte sich nie vollständig vollzogen, so daß von Anfang an unbrauchbare Bildekräfteinseln liegengeblieben sind. In beiden Fällen (je nachdem in welchem Alter die Krebserkrankung auftritt) kommt es bei der Krebsgeschwulst zu einem nicht mehr differenzierten, selbst verdrängenden, wuchernden Wachstum, eben jener «Verschiebung des Lebens, die eine Krankheit zum Tode ist».

Für eine solche Entwicklung ist in besonderem Maße die Erziehung in den ersten Lebensjahren bis über die Pubertät hinaus wesentlich. Lebendiges Interesse an der Welt wecken und entwikkeln und mit den Empfindungen der eigenen Seele beantworten zu können, das Wechselverhältnis zwischen Selbst und Welt mit Begeisterung und Gemütsbeteiligung aufnehmen, fördern und weiterentwickeln, sind pädagogische und seelenhygienische Grundvoraussetzungen einer Krebsprophylaxe. Auch die Pflege einer rhythmischen Lebensgestaltung spielt hier eine wichtige Rolle. In besonderem Maße gehören auch alle künstlerischen Übungen und Betätigungen als vorbeugende Maßnahmen dazu. (Vgl. hierzu den Abschnitt über die psychotherapeutische Begleitung).

Innerhalb des Seelenlebens gebührt dem Empfindungsleben und dem bildhaften Erkennen der kindlichen Seele im Zusammenhang einer «Bildekräfte-Hgyiene» eine besondere Beachtung. Dazu gehört, daß die entwicklungspsychologischen und biographischen Gesetzmäßigkeiten in Erziehung und Lebensführung respektiert und die Kinder nicht zu früh aus der bildhaften Erlebniswelt in die abstrakte Vorstellungswelt der Erwachsenen entführt werden, sondern daß sie jeweils entsprechend ihrem biographischen Entwicklungsstand gefördert und dabei jedes seelische Erlebnis und jede seelische Äußerung auch ernst und real genommen werden. Denn hier wirken Ignoranz, Verleugnung und Verdrängung der Eltern oder Erzieher folgenschwer in die Organisation des Kindes hinein. Chronisch wiederholte Fehler in der Erziehung können tatsächlich zu Krankheiten in der Kindheit oder im späteren Erwachsenenalter führen. Die Verantwortung von Erziehenden kann in diesem Zusammenhang gar nicht überschätzt werden. Denn von dem, was das spätere Wesen des Menschen ist und was sein Schicksal mitbestimmt, bildet sich Entscheidendes in der Kindheit und Jugendzeit.

Fassen wir noch einmal das Wesentlichste des Zusammenhanges von Krebs und Psyche zusammen:

Krebs ist keine psychosomatische Erkrankung im herkömmlichen Sinn, deren Ursachen ausschließlich im Psychischen lägen und infolgedessen auch durch Psychotherapie zu heilen wären.

Aber Krebs ist sicher auch keine lokale oder rein physisch-leibliche Erkrankung.

Krebs ist eine Erkrankung, die durch vielerlei Ursachen in der konkreten materiellen Umwelt, aber auch in der geistigen Atmosphäre bedingt sein kann. Die Einwirkung dieser Ursachen auf den individuellen Menschen wird aber durch eine bestimmte seelische Konstitution und Disposition begünstigt.

Solche seelischen krebsdisponierenden Eigenschaften sind in erster Linie das Unvermögen, die eigene Seele im Erkennen und Empfinden von sich selber loszureißen und der Welt im lebendigen Austausch zuzuwenden.

«Nur dann kann eine Erkenntnis wirklich fruchtbar sein, wenn sie den Menschen in Einklang bringt mit der ganzen übrigen Welt; d.h. nur diejenigen Begriffe und Ideen sind wirklich belebend für die menschliche Seele, die genommen sind aus der Umwelt, aus dem lebendigen Weltbild. Nur wenn wir eins werden mit der Welt, wird diese Erkenntnis belebend sein. Daher ist alle Erkenntnis, welche von der Seele loskommt, welche vor allen Dingen die großen Wahrheiten des Daseins Schritt für Schritt sucht, so gesundheitsfördernd für die Seele – und von da aus auch für den äußeren physischen Leib des Menschen.»[10]

Das Entsprechende gilt, vor allem in den jüngeren Jahren der seelischen Entwicklung, für die Empfindungen. Auch die Empfindungen und Gefühle, wie Sympathie und Antipathie und insbesondere der Zorn, die in der Seele erlebt werden, angeregt durch Wahrnehmungen und Erlebnisse aus der Umgebung, aus der menschlichen Mitwelt, müssen von der Seele selbst wieder in einen Einklang gebracht werden mit ihrer Mitwelt, d.h. die Seele muß für diese Empfindungen einen Ausdruck finden. Seelische Einwirkungen und Eindrücke, die keinen Ausdruck finden, können krank machen!

Der Zorn, der sich in die Seele hineinfrißt, ist ein Gift! Damit dieses Gift nicht bis in den Leib hineinwirkt und einen tödlich vergiftet, muß man es von seiner Seele loslösen können. Es wäre eine falsch verstandene Selbstlosigkeit oder Aufopferungsbereitschaft, wenn wir uns bemühen würden, vorhandene seelische Empfindungen, seien sie sympathischer oder antipathischer Art, vor unserer Mitwelt zurückzuhalten, um nicht anzuecken, nicht unangenehm aufzufallen, und vor allem um selbst immer sympathisch von den anderen erlebt zu werden. «Wir würden nicht selbstlos werden, sondern im schlechten Sinne unselbständig, ohne Ichheit, wenn nicht, bevor wir unser Ich zum klaren, lichtvollen Urteil heraufentwickelt haben, wir uns selbständig machen können durch den Zorn, da wo die Außenwelt unserem eigenen Innern nicht angemessen ist.»[10]

So können wir das Pseudonym des krebskranken Patienten, aus dessen Lebens- und Krankengeschichte ich berichtet habe, der anstelle Fritz Angst sich Fritz Zorn nannte, gut verstehen.

Es sind unserer Meinung nach nicht, wie in vielen psychoonkologischen Studien beschrieben wird, die schweren und belastenden Lebensereignisse, die schließlich zu einer Krebserkrankung führen können, sondern es ist die Art und Weise des Menschen, wie er mit Schicksalsschlägen und Belastungen, den Trennungserlebnissen und Krisen umgeht, mit welcher seelischen Einstellung er sie erlebt. Diese individuellen Möglichkeiten der Lebensgestaltung und der Seelenäußerungen werden zweifellos beeinflußt und geprägt von den Vorbildern des jungen Menschen in seiner Erziehungszeit sowie von den Vorbildern des erwachsenen Menschen, die er sich selbst wählen kann.

Der entscheidende Faktor für die Art des seelisch-geistigen Erlebens und des Sich-in-Einklang-Bringens mit der Welt durch die eigenen seelischen Äußerungen liegt in der beschriebenen Metamorphose der ätherischen Bildekräfte von Organbildekräften zu seelischen Bildekräften, die dem Denken, Erinnern und Empfinden dienen. Findet diese Metamorphose beim Übergang vom ersten zum zweiten Jahrsiebt und in den folgenden Jahren nicht genügend statt oder wird sie in späteren Jahren wieder zurückgedrängt, weil die seelischen Bildekräfte im Empfindungsleben nicht «benutzt» werden, so kommt es zu körperlichen Erkrankungen, deren schwerste Form in der Krebserkrankung als stärkstem und endgültigstem Ausdruck nicht verwandelter oder zurückgedrängter Bildekräfte in einem Organ zu finden ist.

Die Begegnungen mit krebskranken Menschen zeigen (ebenso wie viele psycho-onkologische Studien), daß der krebskranke Mensch schon lange vor seiner Erkrankung Schwierigkeiten hatte, mit seinen Emotionen umgehen zu können, sie wiederum von sich loszulösen und in einen lebendigen Austausch und Einklang mit seiner Mitwelt zu bringen. So kann eine Kluft entstehen, nicht nur zwischen Menschen und Welt, sondern auch zwischen Leib und Seele des Menschen. Dadurch kann das Leben und Wachstum des Leibes, ungestaltet und unbegrenzt von seelisch-geistigen Kräften, sich zu einem gestaltlos wuchernden Wachstum verselbständigen. In dem Bild der Krebskrankheit erkennen wir ein von dem Seelisch-Geistigen des Menschen abgetrenntes, nur noch leiborientiertes Verhalten der Bildekräfte, die, bis zur zellulären Ebene zurückgedrängt, sich in undifferenziertem wucherndem Wachstum an falscher Stelle äußern. Die Folgen im Psychischen sind die beschriebenen seelischen Phänomene, die alle auf einen Verlust an individueller Gestaltung im Seelischen hinweisen. Es ist die «Verschiebung des Lebens»: Seelenleben wird in organisches Leben hineingeschoben.

Auch die umgekehrte «Verschiebung» kennt die Medizin: Wenn organische Bildekräfte, nicht metamorphosiert, in psychisches Erleben eindringen. Dabei entstehen zur Krebserkrankung polare Phänomene.

Krebs und Psychose

Die produktive schizophrene oder maniforme Psychose beruht auf dem gegensätzlichen Verhalten der ätherischen Bildekräfte, wie wir es bei der Krebskrankheit beschrieben haben: Bei der Entstehung der Krebserkrankung war die Metamorphose der Bildekräfte im Sinne einer Regression zum Leibe hin gestört; die als Polarität dazu erkennbare psychotische Erkrankung entsteht infolge einer Störung der Metamorphose der Bildekräfte zum Seelischen hin. Wir können uns diese Störung so vorstellen, daß die Verwandlung von organisch gebundenen Bildekräften in Seelenfähigkeiten sich nicht richtig vollziehen kann, daß die noch nicht metamorphosierten, noch Organbildetendenz tragenden ätherischen Kräfte sich in das Seelenleben des Menschen projizieren, durch verschiedene Beeinflussungen von der Erziehung bis zu späteren Lebensumständen begünstigt, provoziert oder befördert. Solche Bildekräfte, die noch etwas von ihrer Organbildetendenz in sich haben, können plötzlich zu irgendeinem Zeitpunkt im Seelenleben als häufig fremd und unverständlich erscheinender Seeleninhalt bei einem Menschen, den wir jetzt als psychotisch erkrankt erleben, auftauchen. Die Phänomene, die durch dieses Aufsteigen organgebundener Bildekräfte im Seelischen entstehen, sind Wahrnehmungsstörungen im Sinne von Halluzinationen; im Empfindungsleben sind zerfahrene, ungeordnete Empfindungen und Gefühle vorherrschend, formale und inhaltliche Störungen des Denkens, wie mangelnde Kritikfähigkeit, unkonzentriertes, sprunghaftes und flatterhaftes bis alogisches Denken einschließlich wahnhafter (paranoider) Ein- oder Neubildungen im Urteilen bestimmen das Wahrnehmungs-, Vorstellungs- und Erkenntnisleben; im Willensleben schließlich beobachten wir ein zerfahrenes, häufig unangemessenes und widerspruchsvolles Handeln.

Es ist das Bild der zerfahrenen, maniformen oder schizophrenen Psychose, die durch diese das Seelenleben überwuchernden organischen Bildekräfte entsteht.

Es ist die stärkste und extremste Ausgestaltung einer Krankheitstendenz, nämlich das im Seelischen Wirksamwerden von leiblichen Kräften, auf deren Weg im Grunde genommen alle anderen, leichteren seelischen Krankheitsphänomene liegen; ganz in Parallelität zu den körperlichen Erkrankungen, deren gravierendste Erscheinung wir in der Krebserkrankung erkannt haben.

«Wir haben in den karzinomartigen Bildungen etwas, wo im Organismus, gewissermaßen sich absondernd, Naturkraft organisierend auftritt, wo sich diese Organisationskraft einlagert in den Organismus. Wir haben andererseits in den pathologischen Erscheinungen der Manie oder ähnlichen Erscheinungen etwas, was gewissermaßen vom Organismus nicht gehalten werden kann, was aus dem Organismus herauskommt.»[11]

In der neuesten Zeit ist dieses Phänomen von Krebs und Psychose von dem Psychiater Klaus Bahne-Bahnson[5] bearbeitet und als Polarität beschrieben worden. Der griechische Psychiater Rasidakis und Kollegen[12] konnten in einer großen Untersuchung in Athen die Polarität zwischen Krebs und Schizophrenie statistisch nachweisen. Weitere statistische Untersuchungen in der Sowjetunion und in Norwegen haben bisher diese Ergebnisse bestätigt, daß eine Krebserkrankung und eine schizophrene Psychose sich bei einem Menschen auszuschließen scheinen, insofern sie in nur sehr seltenen Fällen gemeinsam bei einem Menschen vorkommen. Während schizophrene Menschen durch «Wuchern» ätherischer Bildekräfte im Seelischen ein wahnhaftes Verhältnis zur äußeren Realität haben, verdrängen krebskranke Menschen oft «wahnhaft» ihre eigene innere seelische Realität lange vor Ausbruch der Erkennung und drängen dadurch ätherische Bildekräfte aus dem Seelischen ins Leibliche zurück, zu einer physischen Wucherung am falschen Ort. In diesen polaren Erkrankungen, die beide als «Zeitkrankheiten» apostrophiert werden können, streben die ätherischen Bildekräfte des Menschen in die entgegengesetzten Richtungen, ins Leibliche beim Krebs, ins Seelische bei der Psychose.

Eine seelische Hygiene zur Verhütung beider Extreme muß in einer entsprechenden Erziehung und Lebensführung ihre Grundlage haben.

Krebskrankheit und Psychotherapie

Die Krebserkrankung ist keine psychosomatische Erkrankung im herkömmlichen Sinn. Sie ist eine ernste körperliche Erkrankung, die u. U. durch mehr oder weniger auffällige, mehr oder weniger unspezifische und dennoch in gewissen Grenzen als «krebspsychisch» typische seelische Eigenschaften in ihrer Entstehung begünstigt wird, sowie in ihrem Verlauf beeinflußt werden kann. Diese die Krebskrankheit begünstigenden psychischen Faktoren, die in der Regel aus einer konstitutionellen Veranlagung erwachsen, wirken meist über viele Jahre der biographischen Entwicklung und prägen Verhalten und Lebensstil des betreffenden Menschen gegenüber seiner Mitwelt und insbesondere krisenhaften Ereignissen oder sogenannten Schicksalsschlägen gegenüber.

Entsprechend des Erscheinungsortes der Erkrankung und der chronischen, über Jahre hinweg sich erstreckenden Entwicklung aus dem Psychischen in das Organische hinein, ist der unmittelbare therapeutische Ansatz am leiblichen Organismus selber, der zunächst immer als Ganzes auf eine Beeinträchtigung seiner gesunden leiblichen und seelisch-geistigen Entwicklung reagiert, und erst im späteren Verlauf die krankhafte Beeinträchtigung auf ein Organsystem oder Organ lokalisiert. Bezüglich des leiblich-organischen Befundes ergeben sich mehrere Möglichkeiten therapeutischen Eingreifens. Die chirurgische Intervention, die Bestrahlung, und die verschiedenen Möglichkeiten medikamentöser Therapie (vgl. hierzu den entsprechenden Abschnitt im ersten Kapitel, S. 55 ff.).

Versuchen wir, einen therapeutischen Zugang zu finden, der nicht die leibliche Erscheinungsebene der Erkrankung ansprechen will, sondern die Ebene der Pathogenese, der Krankheitsentwicklung, so müssen wir hier unbedingt die seelisch-geistige Dimension des Menschen in unser therapeutisches Denken und Handeln mit einbeziehen.

Wir müssen das seelisch-geistige Leben des Patienten direkt

ansprechen, die Kluft zwischen Mensch und Welt im Erleben, Empfinden, Erkennen und im antwortenden Handeln überwinden helfen durch geeignete therapeutische Maßnahmen. Ebenso muß die Kluft zwischen leiblichem und seelischem Leben wieder überbrückt werden, damit Empfindungen, eigene Bedürfnisse und Taten und die individuelle Begeisterung als Seelenkräfte in das rein vegetative Leibesleben gestaltend und begrenzend einwirken können (vgl. S. 117 im Beitrag von P. Ollilainen.)

Diese Ziele sind mit den Möglichkeiten der anthroposophisch erweiterten Medizin durch die medikamentöse Therapie vom Leib aus zu behandeln: Hier findet die von Rudolf Steiner 1920 als Medikament für die Behandlung der Krebskrankheit eingeführte Mistel ihre Anwendung (vgl. dazu das Kapitel über die Mistel, S. 129 ff.). Dabei können wir unter mehreren Wirksamkeiten einer Misteltherapie bei krebskranken Menschen auch die leibliche Durchwärmung im Rahmen einer Mistelbehandlung beobachten.

Im seelischen Bereich können wir unmittelbar das Empfindungsleben und die Begeisterungskraft anregen: vor allem durch künstlerisches Tun, das für die meisten Menschen einen Ausgleich zu den gewöhnlichen Verrichtungen und Verhaltensweisen des alltäglichen Lebens darstellt. Dadurch kann ein solches künstlerisches Tun schon im allgemeinen Sinn als unspezifische Prophylaxe gegen verhärtende Krankheitstendenzen wirken. Bei der manifesten Krebserkrankung kann das künstlerische Üben als spezifische, ärztlich zu verordnende künstlerische Therapie eingesetzt werden. Es kommen dabei vor allem plastisch-therapeutisches Gestalten und Maltherapie in Betracht, u. U. aber auch Musiktherapie und Sprachgestaltung, je nach Tumorart, Lokalisation und den Krankheitssymptomen sowie dem Allgemeinzustand und der gesamten individuellen Konstitution des Patienten. Die genaue Verordnung der künstlerischen Therapie sollte jeweils ein mit diesen therapeutischen Methoden vertrauter Arzt stellen (vgl. dazu die Liste wichtiger Adressen anthroposophisch-therapeutischer Einrichtung am Schluß des Buches.)

Die künstlerische Therapie entspricht damit in wichtigen Punkten auch den therapeutischen Prinzipien der Heileurythmie, wie sie in diesem Buch (S. 108 ff.) dargestellt sind. Als erstes ist es die Aktivierung, die Anregung des Patienten zum eigenen Tun, aus der Resignation und Passivität heraus selbst aktiv etwas zu seinem Gesundungsprozeß beizutragen; als zweites tritt in den meisten Fällen beim Patienten bald ein angenehmes, wohltuendes Erlebnis und Empfinden während und nach der Therapie ein, wodurch das subjektive Befinden des Patienten günstig beeinflußt wird; als drittes entsteht häufig bei Patienten durch das künstlerische Tun eine Begeisterung, die sich nicht nur dahingehend auswirken kann, daß der Patient seine Therapie auch nach Abschluß der stationären Behandlung gern auf ambulanter Basis weiterführt, sondern auch, daß er, von der Begeisterung getragen, neue Interessen und Ziele für seine Lebensgestaltung gewinnt. In der vierten therapeutischen Wirksamkeit wird das von seelischer Empfindung getragene und sich steigernde regelmäßige Üben der künstlerisch-therapeutischen oder heileurythmischen Aufgaben (Übungen) bis in die leiblichen Organfunktionen und u. U. bis in die funktionsabhängigen Organgestaltungen hinein wirksam. Dies ist ein für den Patienten unbewußter, aber dennoch willentlich zu übender Weg, seine krank gewordenen Organe «zu belehren» (Goethe), ihnen wieder ein gesundes Vorbild ihrer Funktion, Aufgabe und Gestalt zu geben. Hier wirkt unmittelbar durch das künstlerische Medium Geistiges durch das Tun gesundend in den Leib hinein.

Dies ist ein Wesenszug von künstlerischer Therapie und Heileurythmie: Im Medium der künstlerischen Gestaltung oder der Bewegung wird die Kluft zwischen Seele und Leib überwunden, das seelische Erleben im Tun ebenso aktiviert wie die gesunde Gestaltbildung im Leiblichen. Begeisterung an der Welt durch künstlerisches Tun erzeugt Wärme im Leib. Seelisches Erleben der eigenen künstlerisch-therapeutischen Gestaltung durch den Leib in einem objektiven Medium regt die entsprechende Gestaltungskraft im Leib an. Übung verstärkt und festigt das Erreichte.

Es ist dies im anthroposophischen Sinn eine psychosomatische, von der Seele in den Leib wirkende Therapie, die sich durch ihre gezielte Leibgerichtetheit von allen non-verbalen psychotherapeutischen Verfahren der Gestaltungs- oder kunsttherapeutischen Richtungen unterscheidet und abgrenzt.[13]

Auf der Ebene der bewußten Sinngebung und Lebensgestaltung setzt die anthroposophisch fundierte Gesprächstherapie an, die hier für den Umgang mit krebskranken Menschen kurz beschrieben werden soll.

Das therapeutische Gespräch

«... Wo aber Gefahr ist,
wächst das Rettende auch ...»
Hölderlin

Es ist für mich eine der beeindruckendsten Erfahrungen im Umgang mit krebskranken Menschen, erleben zu können, wie gerade bei diesen Menschen aus der Gefährdung durch eine vielleicht nicht mehr heilbare Erkrankung eine neue, ungeahnte Kraft wächst, die dem Kranken zuteil wird, so daß er durchaus etwas ihn Rettendes erlebt und verspürt, auch wenn seine leibliche Erkrankung zum Tode hinführt.

Dieses «Rettende» habe ich als Ruhe, als Gelassenheit, insbesondere als eine Konzentration auf das Wesentliche bei krebskranken Patienten erlebt. Nicht immer allerdings gleich zu Beginn der Erkrankung bzw. der Diagnosestellung, mehr bei fortgeschrittenen Krankheitsstadien. Das ist es, was auch immer wieder, wenn auch nicht auf jeder Seite, in dem beeindruckenden Bericht von Fritz Zorn durchklingt.

So eindrücklich dieses Phänomen der «wachsenden Rettung» bei den krebskranken Patienten ist, so bedauerlich ist die meist krasse Diskrepanz zum Zustand der Angehörigen. Denn da, wo keine «Gefahr» ist, «wächst» auch «das Rettende» nicht, und leider häufig auch nicht das Vermögen, dieses bei ihren kranken Angehörigen zu bemerken. Immer wieder erlebe ich es, daß im Grunde die

Angehörigen von krebskranken Patienten mehr psychotherapeutische Hilfe und Unterstützung nötig hätten als die Patienten selbst.

Insofern kann es erstes Prinzip einer psychotherapeutischen Begleitung krebskranker Menschen sein, dieses Erlebnis des Rettenden in der Gefahr beim Patienten zu unterstützen und zu pflegen. Aus diesem Prinzip gewinnt der Therapeut selbst auch die nötige Kraft für seine Tätigkeit.

Im einzelnen beruht mein therapeutisches Vorgehen mit krebskranken Menschen auf zwei unterschiedlichen therapeutischen Wegen, je nach der individuellen Krankheits- und Schicksalssituation.

Der eine Weg orientiert sich an der konstitutionellen Wesenserkenntnis des Patienten, das heißt des individuellen Verhältnisses der vier Wesensbereiche (vgl. Beitrag von Goyert, S. 22) zueinander, wie es aus der Wahrnehmung, Untersuchung und aus den Gesprächen mit dem Patienten sich ergeben kann. Aus dieser Wesenserkenntnis der konstitutionellen Einseitigkeiten, Stärken oder Schwächen des Patienten, die im Gespräch mit ihm zu erarbeiten ist, können Aufforderungen zur Selbsterziehung für den betreffenden Menschen deutlich werden. Selbsterziehung im Sinne einer durch *Übung* herbeizuführenden Veränderung der wechselseitigen Verhältnisse der Gesundheit und Krankheit, Erleben und Verhalten bedingenden und ermöglichenden Wesensbereiche Leib – Leben (Bildekräfteleib) – Seele – Geist (Ich). Ein solcher Ansatz zu einer Wesensänderung durch Selbsterziehung kann für den gesunden, für den gefährdeten wie für den kranken Menschen gelten und wird immer ein Übungsweg sein. Die Aufforderung zu einem solchen Weg wird unter einem Leidensdruck deutlicher, drängender und notwendiger erscheinen als aus einem unbeschwerten Zustand heraus, aus dem es erfahrungsgemäß immer schwerer fällt, die Willenskraft aufzubringen, seelenhygienische oder therapeutische Übungen zu pflegen.

Die Art der zu empfehlenden Übung oder Übungen wird in der Regel im Laufe der therapeutischen Gespräche dem Patienten individuell gegeben. Wenn ich hier die mir wichtigsten Übungen kurz andeute, so geschieht dies nicht unter der naiven Vorstellung, damit könne man eine vorhandene Krebsgeschwulst «wegüben». Das wäre natürlich ein Mißverständnis! Dagegen sind diese Übungen, wenn sie geübt werden (!), ein sehr gutes Mittel die Lebenssituation, die Lebensqualität und vor allem die Lebensorientierung des Patienten zu verbessern.

Die erste der Übungen, denen eine ganz allgemeine hygienisch-therapeutische Bedeutung zukommt, ist die Pflege und Übung einer rhythmischen Tages- und Lebensgestaltung. Sowohl die Pflege eines Schlaf-Wach-Rhythmus, wie eines Rhythmus von Arbeit und Ruhe, von Anspannung und Entspannung, eines regelmäßigen Rhythmus der Mahlzeiten, wie auch die Pflege individuell einzuführender, rhythmisch zu übender Tätigkeiten im Laufe der Tages-, Wochen- und Jahresgestaltung. Die Pflege der rhythmischen Tagesgestaltung kann bis in die kleinsten und alltäglichsten Verrichtungen gehen, wobei es darauf ankommt, nicht in einen starren Takt zu verfallen, indem immer etwas zu einer ganz bestimmten Zeit gemacht werden muß (ob es paßt oder nicht), sondern die täglichen Verrichtungen unter Beachtung rhythmischer Verläufe, wobei auch den Pausen eine ganz wesentliche Bedeutung zukommt, durchzuführen.

Ein zweiter Bereich der Übungen ergibt sich durch die Verordnung bestimmter künstlerisch-therapeutischer oder heileurythmischer Übungen im Rahmen einer ärztlich verordneten Therapie. Jedes künstlerische und heileurythmische Üben hat neben den oben erwähnten therapeutischen Prinzipien als weiteres wichtiges therapeutisches Element auch den Rhythmus in sich, und zwar so, daß durch die heileurythmischen oder künstlerisch-therapeutischen Übungen unmittelbar rhythmische Funktionen im Organismus angeregt, gestärkt, d.h. harmonisiert werden.

Auch im Bereich anderer ärztlich verordneter oder anzuwendender therapeutischer Maßnahmen, wie bei pflegerischen Maßnahmen, äußeren Anwendungen, wie Einreibungen, Massagen oder Wickel, der Einnahme von Medikamenten, der Verabreichung von Spritzen oder Infusionen oder anderen therapeutischen

Maßnahmen, ist die Beachtung eines Rhythmus sinnvoll. Nicht weniger natürlich für den Patienten der zu Hause ist, bei allen Verrichtungen und Verpflichtungen des normalen täglichen Lebens.

Eine dritte Übung bezieht sich nun ganz spezifisch auf die individuelle psychologische Lebenssituation des krebskranken Menschen, insofern er sich die Aufgabe stellen soll, sich immer wieder seine Lebensziele, vergangene, gegenwärtige und zukünftige, ins Bewußtsein zu rufen. Dadurch wird ein unaufmerksames, bewußtloses In-den-Tag-Hineinleben im Sinne einer positiven und bewußtseinsklaren Lebensführung korrigiert.

Dieses Sich-Bewußtmachen seiner Lebensziele kann ein ganz wesentliches Element in der psychotherapeutischen Begleitung krebskranker Patienten sein. Dabei ist immer wieder erlebbar, wie viele Menschen ihre Lebensziele aus den Augen verloren haben und begeisterungslos und im übertragenen Sinne schutzlos dahinleben. An diesem Punkt können sich während der psychotherapeutischen Arbeit jeweils individuelle Erkenntnisse und neue Gesichtspunkte für den Patienten ergeben.

Ein weiterer Übungsbereich kann sich im Zusammenhang mit der Pflege der Rückschauübung ergeben: Der Patient soll am Abend vor dem Einschlafen noch einmal den zu Ende gehenden Tag bildhaft vor dem seelischen Auge Revue passieren lassen und sich bei entsprechenden Szenen des Tages die Frage stellen: «Habe ich hier so gelebt und mich so verhalten, daß meine Seele sich in einem ehrlichen Austausch mit der Mitwelt befunden hat?» Wenn nein: «Warum habe ich es nicht geschafft, meine Seele in ihren Erlebnissen und Gefühlen von mir loszulösen und in einem angemessenen Verhältnis der Mitwelt zuzuwenden? War es, weil mir mein eigenes seelisches Erleben nicht bewußt war – kann ich es mir nachträglich jetzt bei der Rückschau bewußt werden lassen? – Oder habe ich mich nicht getraut, meine Seele zu einem angemessenen Ausdruck zu bringen, weil ich nicht anecken wollte, weil ich meine Mitwelt nicht verärgern wollte, weil ich es immer nach Möglichkeit allen nur recht machen will ...? Wenn eines von letzteren der Fall war, kann ich mir denn jetzt in der Rückschau vorstellen, wie eine für meine Seele angemessene und für meine Mitwelt verständliche Äußerung aussehen könnte . . .?» Eine solche Äußerung sollte sich der Patient dann genauso bildhaft und lebendig vorstellen wie die ganze Rückschau, mit dem Vorsatz, dadurch zu lernen, beim nächsten Mal für Seele und Welt angemessen antworten zu können. So müssen Erlebnisse oder Gefühle von der Seele nicht verdrängt und in das Leibesleben, in Organfunktionen hineingefressen werden. Wenn dem Patienten bei dieser Situation während der Rückschau keine geeigneten Ausdrucksmöglichkeiten einfallen, so muß er einen geeigneten Gesprächspartner diesbezüglich um Rat und Hilfe bitten. Dies wäre dann in jedem Fall Aufgabe in den psychotherapeutischen Gesprächen, in denen nicht nur Reaktionen, sondern vor allem Gesichtspunkte für angemessene Antworten erarbeitet werden sollten. Der Patient sollte gerade auch den Unterschied erleben und vollziehen lernen zwischen einer *Reaktion* auf äußere Ereignisse oder Erwartungen seiner Mitwelt und einer *Antwort* auf eine Situation, insofern eine angemessene Antwort die spezifisch menschliche Fähigkeit von Erkenntnis und Selbsterkenntnis voraussetzt. Letztere hat immer einen Ich-Charakter, während eine Reaktion rein seelischer, vegetativ lebendiger oder sogar rein physikalischer Natur sein könnte und damit immer einen Ich-schwachen Charakter hat. Zwei weitere Übungen sind ganz konkret von Rudolf Steiner gegeben[14], um durch den geistigen Wesenskern des Menschen, sein Ich, auf die seelische Organisation ordnend, bzw. durch seine seelische Organisation auf die Organisation der Wachstums- und Bildekräfte gestaltend einwirken zu können. Die Übung, die den zuletzt angesprochenen Bereich betrifft, wird zunächst sehr überraschend klingen: Wir sollen gewisse alltägliche Verrichtungen, die wir normalerweise immer mit der rechten Hand ausüben, gelegentlich auch mit der linken Hand machen, im Sinne einer nicht zu übertreibenden, sondern eher locker auszuführenden Übung. Dabei wirken wir erstens durch die bewußt herbeigeführte Veränderung einer gewohnheitsmäßigen Verrichtung gestaltend von unserer seelischen Organisation auf die Organisation unseres Ätherleibes ein. Äußerlich hat dies seinen Ausdruck in dem Benützen der ungeübten Hand. Diese Benützung der ungeschickten linken Hand (bei Linkshändern gerade umgekehrt) führt rückwirkend zu einer Aktivierung der nicht dominanten rechten Hirnhälfte. In dieser subdominanten rechten Hirnhemisphäre liegen, wie neuere und neueste hirnphysiologische Untersuchungen zeigen[15], die Fähigkeiten für ganzheitliches Denken, räumliche Wahrnehmungen, künstlerisches, kreativ-intuitives Denken, Beziehung zur Musik, sowie die emotionalen, gefühlsbetonten Aspekte des sprachlichen Ausdrucks und überhaupt der allgemeinen Emotionalität und das Verständnis für Pointen, Witze und die Begabung des Humors. (In der dominanten linken Hemisphäre liegen entsprechend die in unserer Zivilisation favorisierten Eigenschaften des abstrakten und logischen Denkens, der inhaltlich betonten sprachlichen Ausdrucksweise – im Gegensatz zum gefühlsbetonten sprachlichen Ausdruck der rechten Hemisphäre –, der mathematisch-technischen Intelligenz und dem «praktischen» Vorstellungsvermögen.) Wir sehen also, wie eine solche harmlose Übung, gelegentlich etwas mit der linken Hand zu tun, das wir normalerweise rechts vollbringen, in unserem Gehirn genau jene Fähigkeitsbereiche anspricht, die im Rahmen unserer therapeutischen Gesichtspunkte schon genannt worden sind (das Künstlerisch-kreative, spontane, gefühlsmäßige, ganzheitlich Geistige). Die letzte Übung nun, die die Kraft des Ichs über die seelische Organisation stärken soll, ist eine Entscheidungs- und Willensübung, die ganz deutlich gerade die oben geschilderten seelischen Eigenschaften im sozialen Leben aufgreift: Wir sollen uns vor der Entscheidung, ob etwas Bestimmtes zu tun oder zu lassen ist (hier sind natürlich jeweils konkrete Situationen des Patienten als Beispiel zu nehmen) gründlich und konkret das Für und Wider der möglichen Entscheidungen vorstellen (u. U. ist es auch hilfreich, dies schriftlich zu tun). Es ist gut, dabei abzuwägen, so als hätten wir zwei gute persönliche Ratgeber befragt, und der eine von diesen hätte uns zum Ja, der andere zum Nein geraten, jeder mit sehr guten, stichhaltigen Argumenten, so daß es letztlich wirklich an mir liegt, zwischen diesen gut vorgebrachten Argumenten mich für eine Seite zu entscheiden und dann entsprechend zu handeln. Diese Übung darf nur im Vollbesitz der geistigen Wachheit und Frische gemacht werden, nicht im Zustand von Müdigkeit, Schwäche oder Apathie.

Mit diesen naturgemäß allgemein gehaltenen Hinweisen auf einige Übungen, sind in erster Linie psychologische, hygienisch-therapeutische Mittel an die Hand gegeben, die die Gesamtbehandlung bei einer Krebstherapie ergänzen und unterstützen können.

Die zweite Säule der anthroposophisch-psychotherapeutischen Gespräche wendet sich der Biographie des Patienten zu. Diese Bearbeitung der Biographie geht einen Weg, der in der Regel in bestimmten Stufen verläuft, die hier nicht im einzelnen dargestellt werden müssen, da sie immer individuelle Variationen erfahren können.

Das Ziel einer therapeutischen Arbeit an der Biographie mit dem Patienten, ist es, mit ihm zusammen den Weg seiner Biographie nachzugehen. Dieses Aufarbeiten der Lebensgeschichte geschieht nicht primär unter dem Gesichtspunkt, eine Antwort auf die Frage zu finden, warum der Patient diese Erkrankung bekommen hat oder wer «Schuld» an seiner Erkrankung ist. Es soll dem Patienten vielmehr die Möglichkeit geben, selbst seinen Lebensweg rückschauend zu vergegenwärtigen, dabei vielleicht Wesentliches von Unwesentlichem zu trennen, Richtungen, Umwege und Abwege in seiner Biographie zu bemerken und letztendlich eine Ahnung davon zu entwickeln, wohin ihn sein Weg führen will, welchen Sinn seine jetzige Erkrankung auf diesem Weg haben könnte. Dabei soll der Patient vom Therapeuten Anregungen bekommen, wie er seine Krankheit als «Erkenntnisorgan» für seine eigene biographische Situation und Weiterentwicklung einsetzen kann. Als Frucht dieses Bemühens, einen erkenntnisbringenden Umgang mit der Krankheit zu finden, kann für den krebskranken Menschen die aus der Gefahr erwachsende Rettung wahrnehmbar, spürbar, Gewißheit werden.

Es tritt eine veränderte Situation ein: Aus dem Rückblick auf die Zeitgestalt des Ich, wie es sich in der Biographie bis zum gegenwärtigen Zeitpunkt verwirklichen konnte, und aus dem Vorblick, zu welchem Sinn und Ziel der Mensch in diesem Leben angetreten ist, ergibt sich mit einer neuen Qualität die Hinwendung zur Gegenwart: Wie kann ich mein Leben bis in die letzte Konsequenz als Ausdruck meines Wesens, als zu mir gehörig, annehmen. Was kann *ich* aus dem machen, was das Leben aus mir gemacht hat, und welche Willensentschlüsse können das bestärken?

Die Kraft des Willens ist es, aus der Impulse für die Erkenntnis des eigenen geistigen Wesens und dessen «Auferstehung im Tode» frei werden. Willenskraft im gegenwärtigen Leben metamorphosiert sich zu Lebensstärke im zukünftigen Leben. Wie jede Krankheit enthält auch die Krebskrankheit, und diese in besonderem Maße, für den an ihr erkrankten Menschen eine Aufgabe und Chance zur Wandlung, die, wenn er sie ergreift, oft zwar nicht mehr die völlige leibliche Gesundheit für ihn bedeuten kann, die ihn aber durch die Kraft seiner aus dem Annehmen der Krankheit heraus entwickelten Willensentschlüsse zu dem Erleben der Sinnhaftigkeit führen kann.

Der Sinn eines Lebens liegt nicht in dessen irdischer Grenze beschlossen. Die Anschauung von der Wiederverkörperung ist eine jetzt konkret werdende geistige Realität. Auch beim gesunden Menschen können bestimmte Ziele, Willensintentionen nicht in diesem Leben verwirklicht, bestimmte Taten nicht wieder gut gemacht werden. In einem nachtodlichen Leben führen alle diese nicht verwirklichten Intentionen zu neuen Entschlüssen, die sich dann in einem zukünftigen Erdenleben als Schicksal des Menschen, als neue Chancen zu ihrer Verwirklichung zeigen. Die Kraft des Willens metamorphosiert sich für den Weg durch die geistige Welt zur nächsten Erdeninkarnation.[16]

Anmerkungen

1 Laser, U.: «Volkskrankheiten» in: H. Schaefer (Hrsg.) «Umwelt und Gesundheit – Aspekte einer sozialen Medizin», Band 1, Frankfurt 1982, Seite 266 ff.

2 Schipperges, H.: «Homo patiens», München 1985, Seite 294.

3 Jacob, W.: «Der Patient, der Arzt und die Krebskrankheit» in: Ärzteblatt Baden-Württemberg 3/84, Seite 79.

4 Koch, E. R.: «Krebswelt», Köln 1981.

5 Meerwein, F.: «Einführung in die Psycho-Onkologie», Stuttgart 1981.
Baltrusch, H.-J.: «Probleme, Aufgaben und Grenzen psychosomatischer Neoplasieforschung», 1963, Zeitschrift für Psychosomatische Medizin und Psychoanalyse, 9.
ders.: «Psyche – Nervensystem – neoplastischer Prozeß. Ein altes Problem mit neuer Aktualität». 1963/1964, Zeitschrift für Psychosomatische Medizin und Psychoanalyse, 9 und 10.
Richter, H. E.: «Der Krebs als psychisches Problem» in Med. Welt 32/6, Seite 177 bis 184, 1981.
Ringel, E.: «Psychosomatische Aspekte der Krebserkrankung» in: Kärcher (Hrsg.) «Krebsbehandlung als interdisziplinäre Aufgabe», 1975.
Bahnson, C. B.: «Das Krebsproblem in psychosomatischer Dimension» in: Th. Uexküll: Lehrbuch der psychosomatischen Medizin, München 1979.
Bammer, K.: «Krebs und Psychosomatik», 1981.
Köhle, K., et al: «Zum Umgang mit unheilbar Kranken» in: Uexküll, Th. (Hrsg.) Lehrbuch der psychosomatischen Medizin, München 1979.
Maass, G.: «Psychische Betreuung von Krebskranken» in: Psychosomatik in der inneren Medizin, Band 2, Hrsg. H. H. Studt, Heidelberg, 1986.
Helmkamp, M. und Paul, H.: «Psychosomatische Krebsforschung», Stuttgart, 1987.
Aebischer, K.: «Brustkrebs», Stuttgart 1987.

Bräutigam, W. und Meerwein, F. (Hrsg.): «Das therapeutische Gespräch mit Krebskranken», Stuttgart 1985.

6 Baltrusch, H.-J., vgl. Anm. 5.

7 Oberling, Ch.: «Krebs – Das Rätsel seiner Entstehung», Hamburg 1959.

8 Zorn, Fritz: «Mars», Frankfurt 1979.

9 Zusammenfassungen in der Fachliteratur vgl. Anm. 5 und Le Shan, L.: «Psychotherapie gegen den Krebs», Stuttgart 1976.

10 Steiner, R.: «Metamorphosen des Seelenlebens», darin die Vorträge «Die Mission des Zorns» und «Das Wesen des Egoismus» vom 5. 12. 1909 und vom 25. 11. 1909, GA 59, Dornach 1972.

11 Steiner, R.: «Physiologisch-Therapeutisches auf der Grundlage der Geisteswissenschaft», 1920, GA 314, Dornach 1975.
Steiner, R.: «Metamorphosen des Seelenlebens», vgl. Anm. 10.

12 Rassidakis, N. C. et al: «Zur Psychosomatik der malignen Neoplasie.» Psychosomat. Med. (Schweiz, 1975).

13 Eine grundlegende Ausführung des Verfassers zu den künstlerischen Therapien in der anthroposophischen Medizin ist in Vorbereitung.

14 Steiner, R.: «Nervosität und Ichheit», Vortrag vom 11. Januar 1912 in: «Erfahrungen des Übersinnlichen. Die Wege der Seele zu Christus», GA 143, Dornach 1970.

15 Schäfer, E. L. «Das Handbuch», Düsseldorf 1988.

16 Weitere anthroposophisch-medizinische Literatur zum Thema Krebserkrankung und Krebsbehandlung:
Boie, D.: «Mistel und Krebs – Eine anthroposophisch-medizinische Studie zur Misteltherapie des Krebses», Stuttgart 1970.
Leroi, R. (Hrsg.): «Misteltherapie – Eine Antwort auf die Herausforderung Krebs», Stuttgart 1987.
Leroi, R., W. Bühler, H. Werner: «Krebs – Die Krankheit unserer Zeit» Soziale Hygiene, Merkblatt Nr. 105, Bad Liebenzell, 1980.
Werner, H.: «Ernährungsratschläge für Gesunde und Tumorkranke mit Rezeptvorschlägen», Niefern 1988.

Wolff, O. (Hrsg.): «Die Mistel in der Krebsbehandlung», Frankfurt 1980.

PIRKKO OLLILAINEN

Heileurythmie in der Behandlung krebskranker Patienten

Das «mechanistische» Menschenbild und sein Ausdruck in der Bewegung

«Der Mensch als das schönste und vollendetste Werk Gottes, als sein Ebenbild und als eine Welt im Kleinen, hat einen vollkommeneren und harmonischeren Körperbau als die übrigen Geschöpfe und enthält alle Zahlen, Maße und Gewichte, Bewegungen, Elemente, kurz alles, was zu seiner Vollendung gehört, in sich, und alles gelangt in ihm, als dem erhabensten Meisterwerke zu einer Vollkommenheit, wie die übrigen zusammengesetzten Körper sie nicht besitzen.»[1]

Zu Beginn des 16. Jahrhunderts (1510) konnte der Arzt und Humanist Agrippa von Nettesheim (1486–1535) noch in dieser Weise seine Ansicht über die Natur des Menschen äußern, aus der sicheren Erkenntnis heraus, daß der Mensch mit dem Göttlich-Geistigen des Weltalls zusammenhängt. Heute, 400 Jahre später, steht der Mensch in völlig veränderter Lage der Welt gegenüber.

Teilhard de Chardin (1881–1955) faßte diese Anschauung unseres naturwissenschaftlichen Zeitalters über den Menschen folgendermaßen zusammen: «Rein positivistisch betrachtet ist der Mensch das Geheimnisvollste und Verwirrendste unter den Objekten, dem die Wissenschaft begegnet ist. So müssen wir auch gestehen, daß die Wissenschaft in ihren Vorstellungen vom Universum noch keinen Platz für ihn gefunden hat. Der Physik ist es gelungen, die Welt des Atoms vorläufig zu umschreiben. Die Biologie hat es erreicht, die Gestalten des Lebens in eine gewisse

- ☐ Bitte senden Sie mir das Gesamtverzeichnis des Verlages
- ☐ Bitte orientieren Sie mich laufend über alle Neuerscheinungen

Absender:

Senden Sie Prospekte auch an:

Ordnung zu bringen, auf Physik und Biologie gestützt erklärt dann die Anthropologie, so gut wie sie kann, die Struktur des menschlichen Körpers und gewisse Mechanismen seiner Physiologie. Doch setzt man auch alle diese Züge zusammen, so entspricht das Bild keineswegs der Wirklichkeit. Der Mensch, soweit es der heutigen Wissenschaft gelingt, ihn zu erfassen, ist ein Tier unter Tieren . . .»[2]

Allein schon hinsichtlich seiner Bewegungsnatur wird offensichtlich, daß der Mensch sich über das Tierreich hinauserhebt. Schon im Bau der menschlichen Gestalt ist angedeutet, daß sie zu einer differenziertesten Bewegungsfähigkeit veranlagt ist. Um eine äußere Bewegung auszuführen, bedarf es eines Zusammenwirkens mehrerer Elemente des Organismus.

Das «Grundgerüst», das Knochensystem, das im Innersten liegt, ist der in sich unbewegliche, der härteste Teil der Gestaltbildung. Im Gegensatz dazu ist die Muskulatur das weichste Element des Bewegungsorganismus und ermöglicht durch die Kraftentwickelung aus dem Stoffwechsel die äußere Bewegungsführung. Man kann von der Muskulatur als von einem aktiven Bewegungsorganismus sprechen.

Zum passiven Bewegungsorganismus gehören außer dem Skelett noch die Gelenke als Ansatzpunkte der Bewegung, die die Starre des Skeletts und die Beweglichkeit der Muskulatur zu einer Bewegungseinheit verbinden. Je mehr das Skelett durch Gelenke untergliedert ist, desto differenzierter sind die Bewegungsmöglichkeiten – man denke z. B. an die hoch differenzierten Bewegungen der Hände, die diese zu einem universalen Werkzeug machen.

Je «einstimmiger» diese drei Elemente, Knochengerüst, Muskulatur und Gelenke, zusammenwirken, um so harmonischer wird die Bewegung. Das ausgewogene Ineinanderwirken ist zwar leiblich gegeben, kommt jedoch erst zur Wirksamkeit, wenn der Mensch seine Bewegungswerkzeuge in sinnvoller Weise benützt.

«Im Reich der Natur waltet Bewegung und Tat, im Reich der Freiheit Anlage und Willen. Bewegung ist ewig und tritt bei jeder günstigen Bedingung unwiderstehlich in die Erscheinung. Anlagen entwickeln sich zwar auch naturgemäß, müssen aber erst durch den Willen geübt und nach und nach gesteigert werden.» (Goethe)[3] In der Bewegungsgestaltung des Alltags, in der Ausübung von Sport, aber auch in den verschiedensten Bewegungskünsten, kommt zum Ausdruck, wie umfassend der Mensch seine Bewegungslage ergreift, sie benützt und weiterentwickelt.

In der heutigen Bewegungskultur können wir jedoch eine Tendenz zur Einseitigkeit und Verarmung der so vielseitig angelegten Bewegungsfähigkeit des Menschen feststellen. Das hängt unter anderem damit zusammen, wie die Umgebung auf den Menschen einwirkt, wie sie auch das menschliche Bewegungsgefühl und die Bewegungsgestaltung prägt. Der Mensch als wahrnehmendes Wesen ist gegenwärtig umgeben von der selbstgeschaffenen Welt der Technik. Diese nicht natürliche Welt prägt, ohne daß wir uns dessen bewußt sind, in vielfacher Weise die Sinneswahrnehmungen und Lebensgewohnheiten. Eine Großstadt zeigt am deutlichsten, daß der Mensch sich hier mit einer Welt umgibt, die nichts mehr gemein hat mit den lebendigen Formen der Natur.

Das Leben in Gebäuden, deren Formen nach rein funktional-mechanistischen Gesetzen entwickelt wurden, der tägliche Anblick der Zweckformen industrieller Produkte, zwingen den Menschen, sich mit diesen anorganischen Gebilden zu verbinden. Über das Sehen wirken sich die starren, eckigen, harten Formen der Umgebung auch auf den inneren Bewegungssinn aus.

Aus der Anschauung, daß unser menschlicher Körper nach rein physischen Strukturgesetzen gebaut ist, entwickelt sich folgerichtig ein Bewegungstraining, das den menschlichen Körper durch oft einseitige Muskelanstrengung zum mechanischen Bewegungsapparat reduziert.

Das «Maß des Menschen» ist hier das größtmögliche Wachstum der physisch-stofflichen Masse und Kraft der Muskulatur. Das übermäßige Training, wie z. B. bei Bodybuilding oder bei vielen Leistungssportarten, erfüllt einen Selbstzweck, anstatt den menschlichen Bewegungsorganismus gefügig zu machen für sinnvolle Willenshandlungen, die zur Welt hin gerichtet sein sollen.

Auch der mechanische Verlauf von Bewegungen, wie sie bei der Bedienung von Maschinen in vielen Berufen heute ausgeübt werden und deren Charakter stereotyp, einseitig in bezug auf die Bewegungsvariabilität ist, behindert das rhythmisch fließende Element, das für eine gesunde Bewegung charakteristisch ist. Im Laufe der Zeit wirken sie verfestigend auf den gesamten Organismus.

Die Bewegungsabläufe, die der Technik angepaßt sind, werden z. B. im «Breakdance» zum Kunstmittel stilisiert. Man hat hier den Eindruck von sich verselbständigenden Gelenkbewegungen. Die gebrochene Bewegungsart, die wie nach mechanischen Gesetzen abzulaufen scheint, führt zu merkwürdigen Bewegungsformen, die die menschliche Gestalt verzerren. Wenn man die Gelenke als Vermittelndes zwischen Knochen und der Muskulatur betrachtet, kann man hier von einem Auseinanderbrechen der Mitte sprechen.

Es ist charakteristisch für unsere Zeit, daß die Art, wie wir uns bewegen, von Hektik, Unruhe, Nervosität und Anspannung begleitet ist. Eine 43jährige Patientin erzählte, wie sie ihr ganzes Leben immer nur gerannt sei, in der Schule, zu Hause, sogar im Urlaub, um nachher mehr Zeit zu haben für alles, was sie wirklich gern getan hätte, bis sie merkte, daß es dieses «Nachher» kaum je gab, weil sie *diese* Zeit nicht fand. Diese «Atemlosigkeit» und Unruhe wird auch in der Körperhaltung sichtbar und in Organfunktionen von Patienten selber spürbar.

Verspannungen in der Willkürmuskulatur der Bewegungsorganisation, vor allem im Bereich des oberen Kreuzes, der Schulter-Nacken-Region können sowohl zu Schmerzen wie zu Störungen in der Atmung führen. Verspannungen im Bereich der unwirklichen Muskulatur der inneren Organe des Bauchraumes erzeugen Beschwerden und Funktionsstörungen der Organe, als Ausdruck einer Rhythmusstörung in der Muskulatur, einer Vereinseitigung zwischen Anspannung und Entspannung zugunsten der Anspannung, so daß ein Ausgleich fehlt und Verspannung eintritt. Chronifiziert sich ein solcher Zustand der «Daueranspannung» über Jahre, tritt Verhärtung ein.

Im Bewegungsablauf selbst erkennen wir bei der geschilderten Tendenz oft zu viel Kraft in der Bewegung, zu wenig Rhythmus und Ausgleich, eine fehlende Leichte, abrupte, eckige und kantige, unterbrochene Bewegungen, denen das harmonische Maß eines gesunden Bewegungsstromes fehlt. Die Extreme von Anspannung und Erschlaffung, unter Verlust der Mitte einer ausgeglichenen Spannung, sind auch in der Körperhaltung, in Gestik und Mimik zu beobachten.

Natur und Bewegung

Die Natur gliedert sich in vier hierarchisch geordnete Erscheinungsformen, das anorganisch tote Mineralreich, das belebte Pflanzenreich, das beseelte Tierreich und das Menschenreich.

«Die Stufen der Belebung der Materie und die hierarchische Ordnung der Wirksamkeiten entsprechen den ontologischen, d. h. seinsmäßigen Qualitäten: Materie, Leben, Seele, Geist. Sie waren schon Aristoteles bekannt. Wichtig ist aber, daß sie da, wo sie existieren, sich völlig durchdringen und zu einer neuen Synthese werden. Die Materie wird in einen anderen Zustand versetzt (belebt, beseelt usw.) und ferner, die Wirksamkeit der höheren ontologischen Stufe kann die der niedrigeren Stufe überspielen und in ihrer absoluten Gültigkeit einschränken.» (W. Heitler)[4]

Das Element der Erde finden wir wirksam in der Welt des Mineralischen. Es ist die Welt der Schwere und Bewegungslosigkeit. Nur ein mechanischer Bewegungsablauf, der von außen verursacht wird, ist hier möglich.

«Die Körper werden bewegt, insofern sie eine Länge, Breite und Schwere haben, Druck und Stoß auf sie wirkt und sie auf eine oder andere Weise von der Stelle gebracht werden können.» (Goethe)[5]

Unser Skelettsystem, der Knochenbau, gleicht der Welt des Mineralischen. Durch ihn stellt sich die menschliche Gestalt in die Verhältnisse der Erdenschwere. Ohne ihn hätte der Mensch nicht die nötige physische Stabilität und Festigkeit. Würde der Mensch den Kräften der mineralischen Welt, so wie sie in der außermenschlichen Natur wirken, unterliegen, so würde er der Schwere und Erstarrung verfallen; er würde dem Element des Festen, Anorganischen, Toten, der reinen Mechanik ähnlich.

Das nächst höhergelegene Reich der Natur, das Pflanzenreich, besitzt die Fähigkeit, Totes, Mineralisches, Anorganisches in Organisches, Lebendiges zu verwandeln. Der Flüssigkeitsorganismus der Pflanze, der in immerwährendem Auf- und Absteigen des Säftestromes den Lauf der Sonne im Jahreskreislauf und den Rhythmus von Tag und Nacht mitmacht, ist ein wunderbares Bild für das Walten des Lebendigen überhaupt. Ein bewegtes Leben, getragen vom großen Rhythmus der Zeit, wird zur Zeitgestalt der Pflanze. Das Element des Flüssigen, das Wasser, entspricht der so «leise» erscheinenden und doch sehr wirkungsvollen Welt des Lebendigen.

«Betrachten wir aber alle Gestalten, besonders die organischen, so finden wir, daß nirgends ein Bestehendes, nirgends ein Ruhendes, ein Abgeschlossenes vorkommt, sondern daß vielmehr alles in einer steten Bewegung schwanke. Daher unsere Sprache das Wort Bildung sowohl von dem Hervorgebrachten als von dem Hervorgebrachtwerdenden gehörig genug zu brauchen pflegt.» (Goethe)[6]

Die Kräfte des Aufbaus, des Wachstums und der Neuerung, wie wir sie in der organischen Natur finden, wirken auch im Menschen. Wir sprechen hier von einer Lebenskraft, von Vitalkräften des Menschen. Es sind die Kräfte des Ätherischen, des Ätherleibes des Menschen.

Diese Kräfte sind es, die dem Menschen die Möglichkeit geben, seine Gestalt aus der Gebundenheit an die Erdenschwere zu befreien und seinen Bewegungen eine Leichte zu geben. Auch das Überwinden des mechanischen Charakters von Bewegungen bewirkt der Ätherleib, wodurch die Bewegungen einen rhythmisch fließenden, strömenden Ausdruck bekommen können. Man denke hier z. B. an die verschiedenen Bewegungskünste, in denen es ja vor allem auf Leichte, Harmonie und Rhythmus im Bewegungsbild ankommt. Der physische Leib könnte ein reiner Raumeskörper genannt werden, eine räumliche, materielle Organisation. Vom Ätherleib könnte man als von einem «Zeitenleib» sprechen, da im ätherischen Leib alles in der Zeit, in zyklischen, rhythmischen Bewegungen abläuft. Das Wesentliche ist das Bewegliche, sich Bewegende, rhythmisch sich Gestaltende.[7]

Im Tierreich tritt zu dem Mineralischen und Pflanzlich-Lebendigen die Empfindung hinzu. Erst jetzt tritt die äußere Bewegungsfähigkeit als Ausdruck eines inneren Vorganges in Erscheinung. Was bei der Pflanze ein zeitlicher Bewegungsablauf in den Säftebewegungen und in den Wachstumsvorgängen ist, bewirkt von äußeren Einflüssen der Rhythmen der Natur, wird bei den Tieren zu einer von innen impulsierten Bewegungsfähigkeit im Räumlichen. Diese Impulse sind immer instinktive, triebhafte Empfindungsreaktionen auf naturhafte Einflüsse und bestimmen den Bewegungsablauf.

Das Astralische, der Astralleib (vgl. den Beitrag von Goyert, S. 22 ff.) ist Träger dieser Welt des Seelischen, des empfindenden Bewußtseins, das wir in der Tierwelt finden.

Das seelische Erleben des Menschen ist deutlich ablesbar an seinen Gesten, Gebärden und seiner Mimik. Wenn sich jedoch das Seelenleben allein Geltung in unserer Bewegung verschaffen würde, so würden unsere Gesten, unsere Mimik reiner Ausdruck der Empfindung. Aber der Mensch ist in der Lage, Selbstwahrnehmung, Selbstbewußtsein und aus Selbsterkenntnis seine Bewegungen zu bestimmen. Man vergleiche z. B. das Handeln aus blinder Wut mit einer Handlung, die aus gerechtem Zorn entsteht. Im zweiten Fall kommt die Bewegung nicht unmittelbar aus der Empfindung, sondern wird von der Empfindung als Ausdruck einer bewußten Intention begleitet. Diese Fähigkeit, das Seelenleben zu verwandeln, zu steigern und frei zu bestimmen, was in den Bewegungen und Gesten zum Ausdruck kommt, ist eine spezifisch menschliche Fähigkeit. Nur der Mensch ist in der Lage, sich im Laufe seines Lebens neue Bewegungsfähigkeiten anzueignen und zu entwickeln. Er hat die Möglichkeit, seinen Bewegungen eine ganz individuelle Prägung zu geben und eine eigene unverwechselbare Gebärdensprache zu entwickeln, die sich z. B. auch in der Art des Gehens zeigt.

Zusammenfassend kann man sagen, daß im Bereich der menschlichen Bewegung eine stufenweise Erarbeitung der Naturreiche zu beobachten ist:

1. In der Überwindung der Gesetze der mineralischen Welt erhebt der Mensch seine Gestalt aus der Schwere in die aufrechte Haltung. Die reine Bewegungsmechanik wird zur differenzierten beweglichen Entfaltung des Kräfteorganismus des Ätherischen.

2. Das seelische Erleben durchdringt und beeinflußt das Ätherische, macht äußere Bewegung möglich, bestimmt gattungsmäßige Bewegungsabläufe und färbt die Bewegungen und Gebärden nach dem momentanen seelischen Erleben.

3. Durch die ordnende und gestaltende Einwirkung des Ich, durch die individuelle Bewegungsorganisation, wird das bloße Ausleben der Seele verwandelt zur persönlichen Ichgebärde, was auch in den Gesten der Körpersprache zum Ausdruck kommt.

Alle drei Stufen machen die Signatur des menschlichen Ich anschaubar: die Gestaltung des Lebendigen, die Beherrschung des Seelischen und der individuelle Ausdruck in der Körperhaltung.

Eurythmie als sichtbare Sprache

Im Stofflichen, im Lebendigen und im Bereich des Seelischen, können wir die Wirksamkeit des menschlichen Ich beobachten.

Das spezifisch Menschliche können wir aber auch in einer ganz besonderen Fähigkeit wahrnehmen, nämlich in der Sprache. Seelisches Erleben oder ein gedanklicher Inhalt können vermittels der Sprache zum Ausdruck gebracht werden.

Dazu bedarf es eines komplizierten Organs, nämlich des Kehlkopfes, der eine äußerst differenzierte Bewegungsfähigkeit besitzt, um die hörbare Sprache hervorzurufen.

In der eurythmischen Kunst, die zu Beginn unseres Jahrhunderts, um 1912, von Rudolf Steiner begründet wurde, wird diese, im Kehlkopf lokalisierte Fähigkeit der Sprache auf den ganzen Bewegungsorganismus des Menschen übertragen, so daß die eurythmischen Bewegungen ein sichtbarer Ausdruck der Sprache werden, die aus den Bewegungen des Kehlkopfes entsteht. Wie das Seelisch-Geistige in der Sprache zum Ausdruck kommt, so wird in der Eurythmie der ganze Mensch ein Ausdruck des Seelisch-Geistigen, in dem die Sprache in gesetzmäßige Bewegungen umgesetzt wird.

Die oben besprochenen Fähigkeiten des Ich werden hier in künstlerisch gestaltete Bewegungen umgesetzt: die Fähigkeit zur Gestaltung des Lebendigen, zur Beherrschung des Seelischen und zur Gebärde der Individualität. Sollen diese in der Gestaltung einer äußeren Bewegung sichtbar werden, so müssen sie das beweglich-fließende Element, den Ätherleib, ergreifen und von da aus den physischen Leib.

«Die Welt der Formen beherrscht den physischen Leib, die Welt der Bewegung beherrscht den Ätherleib. Es müssen nun die Bewegungen gefunden werden, die dem Ätherleib eingeboren sind. Es muß der Mensch angeleitet werden, dasjenige in Gesten, in Bewegungen des physischen Leibes zum Ausdruck zu bringen, was dem Ätherleib natürlich ist . . .» (R. Steiner)[8]

Betrachten wir nun die zwei Hauptelemente des Sprachlichen, die Vokale und Konsonanten:

Die fünf Vokalbewegungen kann man zunächst rein als räumliche, geometrische Formen beschreiben. Man kann sie vom Mittelpunkt des Brustraumes ausgehend mit der Armbewegung folgendermaßen bilden:

A – vom Mittelpunkt aus Bildung eines Winkels, indem rechter und linker Arm nach außen gestreckt werden.

E – rechter und linker Arm überkreuzen sich, der Überkreuzungspunkt liegt auf der Vertikalachse der aufrechten Gestalt.

I – vom Mittelpunkt aus den einen Arm schräg nach oben, den anderen schräg nach unten strecken, so daß eine Diagonale entsteht.

O – rechter und linker Arm bilden jeweils eine halbe Rundung, so daß eine geschlossene Kreisform entsteht.

U – beide Arme so strecken, daß zwei parallel laufende Linien gebildet werden.

Auf der anderen Seite sind die Vokale ein Ausdruck dessen, wie der Mensch in bestimmten Grundempfindungen auf die Umwelt reagiert. Diese unmittelbaren seelischen Empfindungen drücken sich z. B. aus in den Ausrufen: «Ah! – Oh! – Ih! – Uh!»

Das E wird nicht so spontan verwendet. Es sei in diesem Zusammenhang beschrieben als ein Laut, mit dem man sich von der Umwelt abgrenzt (beim Aussprechen kann das spürbar werden).

In die eurythmische Bewegungsgeste übertragen zeigt sich im – A – ein staunendes Aufnehmen der Welt, was durch die freie, in die Weite, sich öffnende Armgebärde ausgedrückt wird.

Im – E – erscheint ein deutliches, abgrenzendes Wahrnehmen des eigenen Selbst gegenüber der Welt. In der Überkreuzung der Armgebärde wird die Weite zu einer Begegnung mit sich selbst, einer Gebärde, die sich auf einen Punkt konzentriert.

Im – I – steht der Mensch als Individualität der Welt gegenüber. Er bringt sich als Person zum Ausdruck, die Gestalt richtet sich auf, verstärkt durch die Gebärde der nach oben und unten gestreckten Arme. Von diesem persönlichen Zentrum aus kann der Mensch nun etwas Neues in der Welt ergreifen und sich damit verbinden: – O –. Die Bewegungsgebärde ist hier eine Rundung der Arme, die mit innerer Wärme begleitet wird.

Im – U – wird die Bewegungsgebärde in die parallele Stellung der Arme verdichtet, der Mensch erlebt sein Wesen in die eigene Leiblichkeit eingeschlossen.

Im Gegensatz zu den Vokalen, die Ausdruck der Innenwelt sind, bilden die Konsonanten als zweites Element des Sprachlichen die Formen und Vorgänge nach, die wir in der Außenwelt vorfinden. Allein schon für die Aussprache der Konsonanten ist ein viel stärkeres plastisches Formen des Luftstromes nötig.

So wie die vier Elemente: das Feste, das Wäßrige, das Luftförmige, das Wärmehafte oder Feurige in der verschiedensten Zusammensetzung die äußere Welt bilden, so kann man den Charakter der Konsonanten entsprechend den vier Elementen differenzieren:

Das Harte, Feste, Erdhafte drückt sich in den Stoßlauten B – P – T – D – G – K aus. Hier ist der eurythmische Bewegungscharakter fest und geformt.

Das wäßrige Element lebt in dem Konsonanten – L –. Hier wird die Bewegung fließend, Bewegungsformen verwandeln sich. Auch die Überwindung der Schwerkraft, im Wäßrigen als Auftrieb wirksam, drückt sich im – L – aus. Man bildet das – L –, indem beide Arme nach unten die Schwere ergreifen und dann nach oben in die befreiende Leichte und Weite geführt werden.

Das luftige Element wird zu einer ganz aus der Leichte heraus gestalteten Bewegung im – R –. Die Arme führen eine von innen nach außen rollende, kreisende Bewegung aus. In der Natur kann man eine ähnlich leichte, luftige Bewegung beobachten, wenn ein Wind ein auf der Erde liegendes Blatt in wirbelnden Kreisen fortweht.

Feurig versprühende Bewegungen der Blaselaute – F – S – CH – SCH – W – H –, drücken das Feuer, die Wärme aus. Das – S – zum Beispiel wird durch eine wie in züngelnder Flammenform verlaufende Bewegung der beiden Arme zum Ausdruck gebracht.

Von der künstlerischen Eurythmie zur Heileurythmie

Wie wird nun aus der Bewegungsgestaltung der künstlerischen Eurythmie, wo der Mensch die Gesetzmäßigkeit der Lautbewegung zum Ausdruck bringt, die heileurythmische, therapeutisch wirksame Bewegung?

In der künstlerischen Eurythmie wird das innere Wesen eines

Gedichtes oder Musikstückes im Raum sichtbar. In der Heileurythmie werden einzelne Lautgebärden modifiziert und wiederholt ausgeführt, um dadurch eine bestimmte Wirkung, je nach dem ausgewählten Laut, auf den menschlichen Organismus auszuüben. Dabei wird die Bewegungsintention nicht wie beim künstlerischen Gestalten nach außen, sondern in den heileurythmisch gestalteten Lautbewegungen auf den eigenen Organismus gerichtet. Je nach der Erkrankung wird eine Veränderung und Umgestaltung der Organtätigkeit angestrebt. Gegen die Deformierungstendenzen einer Krankheit sollen durch die heileurythmischen Übungen die gesunden Organbildekräfte angeregt werden.

«Weil die Bewegungen, welche in der Eurythmie von dem Menschen ausgeführt werden, aus dem gesunden Organismus stammen, können sie auch so umgestaltet werden, daß der kranke oder schwache Organismus, wenn er sie in fachkundiger Art ausführt, durch sie gesundet oder erstarkt.»[9]

Wahrnehmung des Bewegungsbildes des Patienten

Die Heileurythmie ist eine Bewegungstherapie, die immer von der Diagnose des Arztes ausgeht und von einer diplomierten Heileurythmistin in Zusammenarbeit mit dem Arzt ausgeübt wird.

Das bewußte Einwirken auf den kranken menschlichen Organismus, sei es durch eine Heilsubstanz, sei es durch die Bewegung oder eine andere künstlerisch-therapeutische Tätigkeit, fordert eine differenzierte Erkenntnis des gesunden und kranken Organismus.

Die folgenden Gesichtspunkte bezüglich der heileurythmischen Behandlung der Krebskrankheit sind aus der Zusammenarbeit mit den Ärzten und heileurythmischen Kollegen der Filderklinik entstanden. Sie erheben keinen Anspruch auf Allgemeingültigkeit oder Vollständigkeit.

Hier seien zunächst einige allgemeine Elemente der heileurythmischen Bewegungswahrnehmung dargestellt, immer im Hinblick auf die Behandlung der Krebserkrankung.

Als erstes müssen in der heileurythmischen Lautgestaltung rein mechanische Bewegungen überwunden werden. Empfindungsgetragene, auf der Gesetzmäßigkeit des Ätherleibes beruhende Lautbewegungen sollen den physischen Leib durchdringen und beweglich machen. Es kann jedoch bei der Bewegungsbeobachtung der Eindruck entstehen, daß die Festigkeit und Starre des physischen Körpers vom Patienten noch nicht überwunden werden kann. Dies kann sich nun besonders in der Bewegung der Beine beim Gehen und sogar im Stehen im mittleren Bereich durch die Armbewegung zeigen. In der Bewegung der Beine wird sich dies als mangelndes Gleichgewicht, Schwere des Schrittes und fehlende Geschmeidigkeit der Bewegung zeigen. Oft empfindet der Patient seine Beine als gar nicht zu sich gehörig. Die Armbewegung ist ruckartig, oder es kommt statt einer fließenden Bewegung nur eine starre, mechanische Bewegung zustande. Erschwerend ist auch, daß der Patient die Bewegung wie von außen auslösen und beobachten muß. Das erzeugt Unsicherheit und das Bedürfnis, die eigene Bewegung ständig mit dem Blick zu verfolgen.

Als nächstes folgen dann die oben schon genannten drei Stufen (s. S. 115): Gestaltung des Lebendigen, Beherrschung des Seelischen und individueller Ausdruck. Alle drei müssen in einem gesunden Gleichgewicht in der Bewegung sichtbar werden: Die Bewegung darf weder dünn und schwach noch übervital, impulsiv geführt sein; sie soll seelischen Ausdruck bekommen, die individuelle Gestalt darf weder verkrampft noch verschwommen sein.

Erfahrungen mit der heileurythmischen Behandlung krebskranker Patienten

Die Patienten erleben in der Heileurythmie die Bedeutung der eigenen Tätigkeit. Anstatt sich der Krankheit passiv ausgeliefert zu fühlen, haben sie in der Heileurythmie die Möglichkeit, aktiv etwas zum Heilungsprozeß beizutragen. Dies führt häufig unmittelbar zu einer Verbesserung des Befindens. Das ist ein erster, für den Patienten wichtiger therapeutischer Gewinn, der die Lebensqualität verbessert.

Was sich durch das heileurythmische Üben organisch verändert, ist nicht unmittelbar festzustellen, weil es sich dabei um langfristige therapeutische Prozesse handelt, bei der das erkrankte Organ durch das Üben gesetzmäßiger, nicht subjektiv willkürlicher Bewegungen im Sinne einer urbildhaften Organfunktion und Organgestalt «belehrt» wird.

Wenn die Organbildekräfte durch Lautbewegungen, die auf den ätherischen Gesetzmäßigkeiten beruhen, angeregt werden, wirkt sich das auf den gesamten menschlichen Organismus heilend aus.

Krebskranke Menschen erleben häufig eine Kraftlosigkeit. Dabei ist immer wieder zu beobachten, wie die heileurythmischen Übungen eine gesunde Anregung der Lebenskräfte bewirken.

Die Auflockerung erstarrter Bewegungsformen durch die Lautgesten ermöglicht den Patienten, wieder ein neues Lebensgefühl zu entwickeln. Viele fühlen auch, wie sie durch die Steigerung der eigenen Aktivität wieder Zuversicht und Kraft bekommen, besser mit der Krankheit umzugehen.

Der von Patienten häufig geschilderte «Verlust der Mitte» wird zur bewußten Wahrnehmung auch in der Bewegung. Das nicht mehr spürbare Selbst im eigenen Inneren, der fehlende freie Umgang mit der Welt zeigt sich in einer Zaghaftigkeit und Unsicherheit der Bewegungsführung und in einer Orientierungslosigkeit im Raum.

Je mehr der Mensch sich in der Bewegung ergreifen kann, um so mehr bekommt er die innere Sicherheit, sich in seiner persönlichen Art in die Welt hineinzustellen.

Bei einer krebskranken Patientin, deren Gestalt wie von einer schweren Last gedrückt schien, deren Schritt schleppend und kraftlos war, deren Blick einen Ausdruck der Mutlosigkeit zeigte, wurde während des Klinikaufenthaltes eine vierwöchige heileurythmische Behandlung durchgeführt. Sie klagte über Schmerzen im Brustraum, über Stauungen in den Armen und im Bauchraum und hatte häufig Kopfschmerzen.

Die Heileurythmie sollte eine Verbesserung der Lymphstauungen, eine Linderung der Schmerzen bewirken und die inneren Aufrichtekräfte verstärken. Konstitutionell sollten, um den Wachstumstendenzen des Karzinoms entgegenzuwirken, die gestaltenden Kräfte angeregt werden.

Heileurythmisch wurden das L und M zur Lösung der Lymphstauungen geübt, was jedoch nur im Armbereich erreicht wurde.

Der Vokal I, der den mittleren Bereich wieder aufrichten und verstärken sollte, blieb zunächst sehr in der Schwere, ohne daß die Streckung der Arme wirklich zur aufrechten Gestalt geführt werden konnte.

Je mehr es ihr gelang, im Laufe der Zeit die Bewegung richtig frei durchzuführen, um so mehr fühlte sie auch innerlich eine Befreiung und eine teilweise Linderung der Schmerzen.

Die Anregung der Gestaltungskräfte durch die Konsonanten L-M-B wurde nur zum Teil erreicht.

Es bereitete der Patientin Freude, in den Bewegungen die innere Verbindung zu sich selbst zu finden.

«Ich fühle die Streckung in der horizontalen, aber besonders in der vertikalen Richtung. Ich kann die Verbindung der beiden Richtungen im Brustraum spüren. Das tut gut! Meine Schwachstelle belebt sich wieder. Ich spüre: meine Seele, die ausgewanderte, kommt zurück in meine Mitte! Das tut gut! Die Eurythmieübungen ordnen meinen Körper, meine Gefühle stärken mich.» (Patienten-Schilderung, 49jährige Frau. Mamma-Ca.)

Eine andere Art der Verfestigungstendenz kann man in der

heileurythmischen Karzinombehandlung beobachten: Die Bewegung wirkt dann lastend und schwer.

Eine 43jährige Patientin, an der die geschilderte Tendenz zu beobachten war, beschrieb ihre Bewegungsempfindung treffend mit folgenden Worten: «Ich fühle mich wie durch eine hemmende Masse gehindert, mich selbst in der Mitte zu finden. Das, was krank in mir ist, wird mir hier bei der Bewegung bewußt.»

Auch Beschreibungen wie: «Von einer schweren Last erdrückt zu werden», «eine Mauer um sich haben», deuten auf einen inneren Prozeß, bei dem das Element des Festen im Menschen nicht in genügendem Maße durchdrungen wird.

Man kann immer wieder erleben, welche Bedeutung es für den kranken Menschen hat, wenn die lastende Schwere für eine Weile aufgehoben und die Verfestigungen der eigenen Leiblichkeit für das innere Empfinden durchlässig werden. Der Mensch bekommt dadurch wieder eine «Helligkeit» und Aufrichtekraft. Auch in einer ausgewogenen, tiefen Ein- und Ausatmung zeigt sich das Erlebnis der Befreiung von einer «Mauer um sich», die das Lebensgefühl von Karzinomkranken oft bestimmt.

Bei der heileurythmischen Behandlung der Krebserkrankung ist es besonders wichtig, die Therapie auf die individuelle Konstitution des einzelnen zu beziehen. Diese auf den ganzen Menschen orientierte heileurythmische Behandlung sei hier an der Behandlung von Patientinnen mit Mamma-Karzinom dargestellt, und zwar im Erarbeiten einer Lautreihe, O-E-M-L-(EI)-I-B-D, die Rudolf Steiner für eine Patientin mit Mamma-Karzinom angegeben hat.

Die ersten drei Laute O-E-M sollen strukturbildend (O), innerlich befestigend (E) und die Atmung harmonisierend (M) wirken. Auch das Sich-Verbinden mit der Welt (O) im Gegensatz zum gesunden Sich-Abgrenzen von der Welt (E) wird hier zum Bewegungsausdruck gebracht. Das – M – ist Ausdruck eines harmonischen Gleichgewichts zwischen der nach außen gehenden und auf sich bezogenen Gebärde. Beim – M – wird ein Arm von der Gestaltmitte nach vorne geführt, während der andere Arm entgegengesetzt zur Körpermitte hin bewegt wird; die beiden Bewegungsrichtungen gleichen sich dabei aus.

Das – L – soll ein Gleichgewicht zwischen den ausfließenden, verflüssigenden und den formgebenden Kräften im Organismus herstellen.

Bei den letzten drei Lauten I-B-D sollte vom inneren Mittelpunkt aus, wie man das besonders im – I – erleben kann, eine kräftigende, durchwärmende Wirkung auf den gesamten Organismus erreicht werden.

Je nach der Erkrankungssituation der Patientin wird auch anstelle des Vokals – I – der Doppellaut – EI – angewendet.

Im folgenden werden noch die Laute im einzelnen geschildert, mit Zitaten von Patienten wie sie sie erlebt haben.

Es wird häufig von den Patienten als besonders wohltuend empfunden, wenn sie den ersten Laut – O – vom eigenen Zentrum ansetzend, in der abgerundeten Armbewegung bis in die Peripherie der Finger durchströmen fühlen. Dadurch kann der Bereich der Mitte wieder erlebbar werden. Die in die Kreisform geführte Armbewegung schafft auch eine Befreiung von dem oft empfundenen Gefühl der Enge.

Der Laut – E – bei dem sich die Arme überkreuzen und punktuell berühren, wird von den Patienten oft als ein verstärktes Sich-selbst-Erleben, sie innerlich kräftigend beschrieben. Er kann ein Gefühl der inneren Sicherheit vermitteln. Die mit den Beinen ausgeführte – E – Bewegung wird oft als stärkend erlebt, indem sie sich dabei ihre Standhaftigkeit wieder aneignen können. Der Laut – E – fordert ein waches, bewußtes Einsetzen der eigenen Ich-Kraft.

«Das – M – erlebe ich wie eine Wasserwelle im Meer, die zum Ufer hinströmt, den Sand überspülend berührt und sich dann wieder langsam zurückzieht. Wenn ich dann das – M – in zwei Richtungen gleichzeitig von mir weg und zu mir hin bewege, was mir schwerfällt, so hat es für mich eine stark beruhigende Wirkung, und ich empfinde mich wie im Gleichgewicht, und dadurch kann ich einen Moment loslassen und besser atmen. Es wird mir aber auch bewußt, wie hart und eckig meine Bewegungen noch sind.» (Patienten-Schilderung, 32jährige Frau, Mamma-Ca.)

Solche Beschreibungen sind sehr charakteristisch, wenn man das – M – als nächstes in dieser Lautreihe übt. Die oben genannte Patientin hatte eine aufrechte, jedoch angespannte Körperhaltung, einen offenen, freudigen Gesichtsausdruck und war sehr schnell in ihren Bewegungen. Sie spürte häufig eine starke Kurzatmigkeit, war leicht ermüdbar und hatte einen Druck im mittleren Brustbereich. Ihre Hände und Füße waren häufig kalt.

Es wurde dann diese Reihe geübt, und zunächst konnte durch den Laut – M – eine Verbesserung der Ausatmung erreicht werden. Die richtige Durchwärmung, die während des Übens eintrat, hielt nicht sehr lange an. Im Laufe der Zeit, nachdem die Patientin zu Hause weiter geübt hatte, fühlte sie sich insgesamt wieder kräftiger und widerstandsfähiger. Bezüglich des konstitutionellen Aspektes wurde versucht, eine befreiende, atmende Bewegungsgestaltung zu erreichen, da die Patientin dazu neigte, ihre Bewegungen zu stark zu formen, was verfestigend auf ihren Organismus wirkte.

Durch den Laut – L –, der in der Mitte dieser Reihe steht, soll die Kraft der Schwere überwunden und in die Leichte geführt werden.

Gerade der Laut – L – wird häufig von den Patienten als ausgesprochen befreiend empfunden, besonders dann, wenn Verkrampfungen und Verhärtungen vorliegen. Den Tendenzen der Verhärtung einerseits und der Auflösung andererseits soll durch diese Lautbewegung die gesunde Formkraft entgegengesetzt werden.

Der Laut – I – dieser Reihe wurde für eine Patientin zum «Schlüsselerlebnis», das sie so ausdrückte: «Das Aufrichten mit dem – I – tat mir zuerst ganz schön im Rücken weh, aber mit dem Üben und mit der Zeit wurde es zur Freude. Auch das ‹Sammeln› in der Mitte der Brust und das Strecken der Arme nach oben und unten ist mir zuerst sehr schwergefallen. Ich hatte an dieser Stelle der Mitte einen dunklen Punkt, einen ‹Angstpunkt›, der sich im Laufe der Nacht nach unten verzogen hatte. Jetzt war diese Stelle wirklich frei, und ich konnte durchatmen und auch Licht spüren.» (Patienten-Schilderung, 54jährige Frau, Mamma-Ca.)

Die Patientin, von der das Zitat stammt, wirkte sehr unsicher und ängstlich. Sie hatte infolge eines operativen Eingriffs starke Schmerzen in der rechten Brustseite und fühlte sich, als ob die rechte Seite gar nicht mehr zu ihr gehören würde. Sie war innerlich unruhig, litt an Schlafstörungen und war infolgedessen tagsüber müde und kraftlos. Sie war mutlos und depressiv.

Ziel der heileurythmischen Behandlung war daher unter anderem, die Patientin zur Aktivität zu ermutigen, sie seelisch aufzuhellen, was durch das Üben der beschriebenen Lautreihe auch gelang.

Da ihre Bewegungen eine auflösende Tendenz zeigten, wurde verstärkt an den innerlich strukturierenden Vokalen gearbeitet, an O und E, die am Anfang der Reihe stehen.

Die Schmerzen in der rechten Seite wurden im Laufe des Übens wesentlich besser, und es gelang ihr, die Bewegungen zu formen, was ihr ein Gefühl der Freude und Sicherheit vermittelte.

Die Patientin fühlte sich schließlich, besonders bei den letzten zwei Lauten der Reihe B und D, die sie als kräftigend und durchwärmend erlebte, bei sich selbst angekommen.

An diesem Patientenbeispiel wird auch deutlich, welche wesentliche Stellung der Laut – I – in dieser Reihe einnimmt, da er den innersten «Mittelpunkt» des Menschen anspricht, eine Aufrichtekraft gibt und die Persönlichkeit stärkt.

Das Ich als geistiger Kern des Menschen, hat Anteil an der objektiven geistigen Welt, und schafft eine Verbindung zwischen den kosmisch-geistigen Gesetzen, die in den Lautgebärden wirken bis in den leiblichen Bewegungsablauf, der im heileurythmischen Üben ausgeführt wird. Darin liegt das therapeutische Prinzip der Heileurythmie.

An dieser Lautreihe sollte eine der Möglichkeiten dargestellt werden, wie man die Heileurythmie als begleitende Therapie in der Behandlung der Krebskrankheit anwenden kann.

Die Heileurythmie ist für viele Menschen heute eine ungewöhnliche, neue Art mit Bewegungen umzugehen. Allein die Tatsache, daß die Bewegungen in einen Zusammenhang gebracht werden mit der ätherischen Gesetzmäßigkeit der Sprache, bedingt einen ganz andersartigen Umgang mit dem eigenen Bewegungsorganismus als das sonst im Alltagsleben der Fall ist. Durch diese besondere Art des Bewegens wird einem die Wahrnehmung vermittelt, daß man in sich Kräfte und Fähigkeiten trägt, die sonst nicht zum Bewußtsein kommen.

Auch das seelische Erleben des Menschen richtet sich ganz nach den objektiven Gesetzen der Sprache, die dann in der Bewegungsgestaltung ausgedrückt werden.

«Im Anfang hatte ich große Schwierigkeiten in der Heileurythmie. Ich habe nur meine Gefühle, meine Emotionalität in die Bewegungen hinein projiziert, ich wollte mich selbst, meine Schwierigkeiten ausleben. Oft fühlte ich mich dadurch geschwächt. Im Unterschied zum damals, komme ich jetzt im Üben der Heileurythmie von mir weg, indem ich mich ganz nach den eurythmischen Lautbewegungen richte, und das erlebe, was die Bewegungen mir vermitteln. Dadurch bringen die Bewegungen mir etwas Objektives entgegen, mich ordnend und stärkend.»

Das krankgewordene Organ, das aus dem Zusammenhang des Gesamtorganismus wie herausfällt, folgt Gesetzen, die nicht mehr im Einklang stehen mit den geistigen Gesetzmäßigkeiten der Organbildung, die den gesunden menschlichen Organismus ursprünglich hervorgerufen haben und während des Lebens im richtigen Gleichgewicht halten.

Die heileurythmischen Bewegungen sollten das kranke Organ «belehren», seine Tätigkeit nach den gesunden Organbildekräften zu richten. Dadurch kann der Mensch ein Mitgestalter des «Erhabenen Meisterwerkes der Vollkommenheit» werden, wie Agrippa v. Nettesheim den Menschen bezeichnete.

Anmerkungen

1 A. v. Nettesheim: «De Occulta Philosophia», Nördlingen 1987.
2 T. d. Chardin: «Der Mensch im Kosmos», München 1981.
3 J. W. v. Goethe: Aus den Heften zur Naturwissenschaft, Zürich 1977.
4 W. Heitler: «Die hierarchische Ordnung der Natur», «Scheidewege», 1974.
5 J. W. v. Goethe: «Naturwissenschaftliche Schriften».
6 J. W. v. Goethe: «Naturwissenschaftliche Schriften».
7 R. Steiner: «Kunst im Lichte der Mysterienweisheit», GA Bibl. Nr. 279, Dornach 1979.
8 R. Steiner: «Die Entstehung und Entwickelung der Eurythmie», GA Bibl. Nr. 277a, Dornach 1987.
9 R. Steiner: «Eurythmie. Die Offenbarung der sprechenden Seele», GA Bibl. Nr. 277, Dornach 1980.

LUDGER SIMON

Die Mistel und ihre Heilverwandtschaft mit dem Menschen

Einleitung

Kaum eine andere Heilpflanze hat seit dem Altertum so im Zentrum des wissenschaftlichen Interesses und der Verehrung der Menschheit gestanden wie gerade unsere europäische Mistel. Der Mythos schildert sie in der Hand der Götter und auf der Schwelle zur Unterwelt. Den Druiden, den keltischen Priestern, in deren Kult sie in Verbindung mit der Eiche eine besondere Rolle spielte, galt sie (nach der Überlieferung von Plinius) als die «Alles Heilende», als das Heilmittel gegen alle Gifte. Die Götter selbst, so glaubte man, streuen die Samen dieser Pflanze auf die Bäume – und der Naturwissenschaftler unserer Tage, der Botaniker von Tubeuf, der 1923 in seiner Monographie der Mistel alle bis dahin gewonnenen Erkenntnisse über diese seltsame Arzneipflanze zusammenfaßte, folgerte: «Nichts ist an dieser Pflanze normal.»[1]

Die Verwendung der Mistel in der Heilkunde geht bis auf die Hippokratische Medizin in vorchristlicher Zeit zurück. Man verwendete sie gegen verschiedenste Erkrankungen wie Arteriosklerose, hohen Blutdruck, Schwindel, Schlaganfall, Lähmungen und andere Nervenstörungen wie Hysterie, und als krampflösendes und blutstillendes Mittel insbesondere bei Unterleibserkrankungen. Seit Jahrtausenden wurde sie immer wieder gelobt als *das* Heilmittel für die Epilepsie, die Fallsucht, die im Altertum als heilige Krankheit galt. Die homöopathischen Ärzte konnten aus der Arzneiprüfung am Gesunden und aus der klinischen Erfahrung am Krankenbett die oben angegebenen Indikationen im wesentlichen bestätigen und genauer eingrenzen. Erst durch die geisteswissenschaftlich begründete Naturerkenntnis *Rudolf Steiners* jedoch wurde die Mistel als Heilmittel für die Krebskrankheit erschlossen und Anfang der zwanziger Jahre unseres Jahrhunderts dazu in die Medizin eingeführt.

«Profil eines Sonderlings»: Die Mistel in ihrem Naturzusammenhang

Unsere Mistel gehört einer größeren Familie von halbparasitisch lebenden Pflanzen an; obwohl sie Blattgrün enthalten, wachsen sie mittels wurzelartiger Saugorgane (Senker) parasitierend auf Bäumen und Sträuchern und sind durch einen einfachen Bau von Blättern, Blüten und Früchten ausgezeichnet.

Unsere weiße Mistel (Viscum album) ist ein kleiner, mehrfach gabelig verzweigter, immergrüner, auf bestimmten Bäumen schmarotzender Strauch. Stamm, Zweige, Blätter, Blüten und Früchte sind einfach, eher plump gebaut.

Die Kindheit der Mistel: Vom Vogelflug der Beere bis zur Einnistung auf dem Wirtsbaum

Die Kindheit der Mistel beginnt mit einem Tier – der Misteldrossel oder bestimmten anderen Vögeln. Diese fressen mit Vorliebe die im Winter leuchtend hervortretenden weißen Mistelbeeren. Die darin enthaltenen «Samen» werden dabei mit dem Kot der Vögel wieder ausgeschieden (z. B. bei der Misteldrossel), oder sie bleiben infolge der zäh-klebrigen Beschaffenheit des Fruchtfleisches gleich am Vogelschnabel hängen und werden an Baumästen abgestreift. Auch wenn die Beere bereits im Herbst abgesetzt worden ist, braucht der Mistelsame das *Licht* und die wärmer werdenden Tage des Frühlings, um auskeimen zu können. Dabei wächst der Keimstengel zunächst vom Lichte weg und dann entgegen der Schwerkraft, führt dann u. U. noch kreisende Suchbewegungen aus, bis er schließlich Kontakt mit der Rinde des Wirtsastes bekommt. Er wächst dann mit seiner Spitze *zerstörend* durch die äußeren Rindenschichten des Wirtsastes hindurch, bis er schließlich einen *unmittelbaren Anschluß* seiner eigenen Wasserleitgewebe an die Holzgefäße des Wirtsbaumes hergestellt hat. Damit ist der erste *Senker* ausgebildet. Von diesem aus wachsen innerhalb der Wirtsrinde längsverlaufende stengelähnliche Organe vor, die man *Rindensaugstränge* nennt (s. Abb. 1, S. 132).

Von den kontinuierlich wachsenden Rindensaugsträngen aus treiben weitere *sekundäre Senker* nach innen in die Holzgefäße des Wirtes vor und erhöhen somit die Wasseraufnahmefähigkeit für die Mistel.

Die Mistel besitzt somit *keine echten Wurzeln,* sondern in dem System von Rindensaugsträngen und Senkern ein eigenes Organ für die Aufnahme von Wasser und Salzen, welches teils sproßartig (wie oberirdische Stengel), teils wurzelähnlich ausgebildet ist und durch *aktives* Eindringen in die Wirtsrinde und *direkte* Verbindung mit den Wasserleitgefäßen des Wirtsbaumes den Kontakt mit der Erde ersetzt.

Wachstumsbewegungen und Gestaltentwicklung

Nach dem Aufrichten des Keimsprosses wächst der junge Mistelsproß zunächst der Schwerkraft entgegengesetzt *von der Erde weg.* In den ersten Jahren wächst der junge Mistelsproß zunächst *unverzweigt mittelachsenbetont,* wie es für die Nadelbäume und viele Kräuter und Stauden bei den bedecktsamigen Pflanzen typisch ist.

Dann beginnt die zweite Wachstumsphase, in der die Mistel sich gabelförmig verzweigt, wobei sich zunächst eine *fächerförmige,* sich flächig in einer Ebene in den Raum ausdehnende Gestalt entwickelt (s. Abb. 2, S. 133).

Ab dem vierten bis fünften Lebensjahr der Mistel beginnt mit

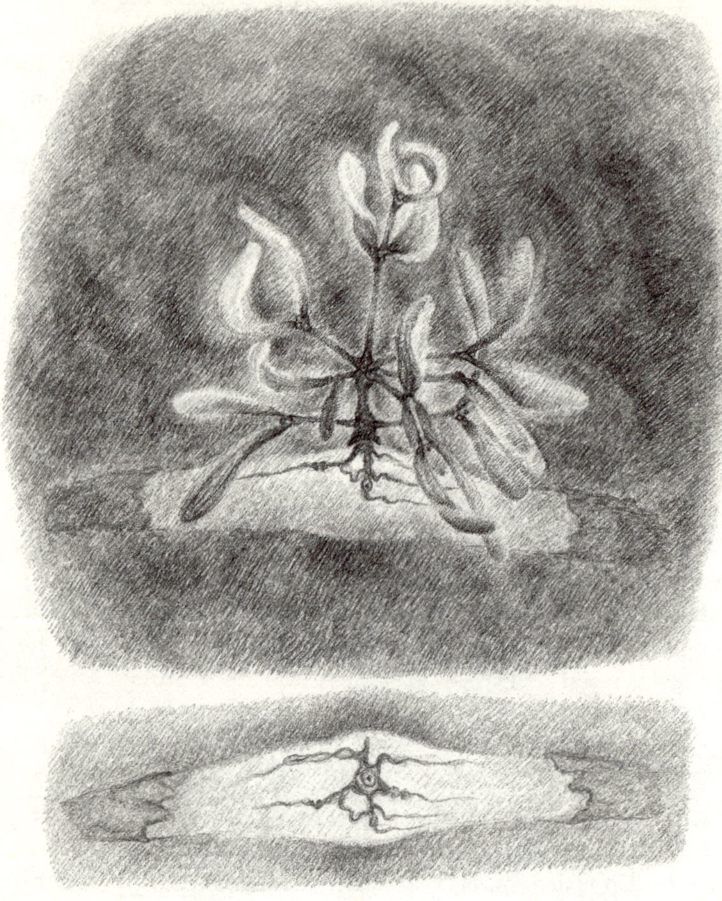

Abb. 1: Laubholzmistel auf Pappel, ca. fünf Jahre alt, mit ihren Rindensaugsträngen (diese wurden durch Entfernung der Wirtsbaumrinde freigelegt); unten Aufsicht auf das Rindensaugstrangsystem derselben Pflanze (Mistelsproß an der Basis abgeschnitten). (Zeichnungen: Florica Marian)

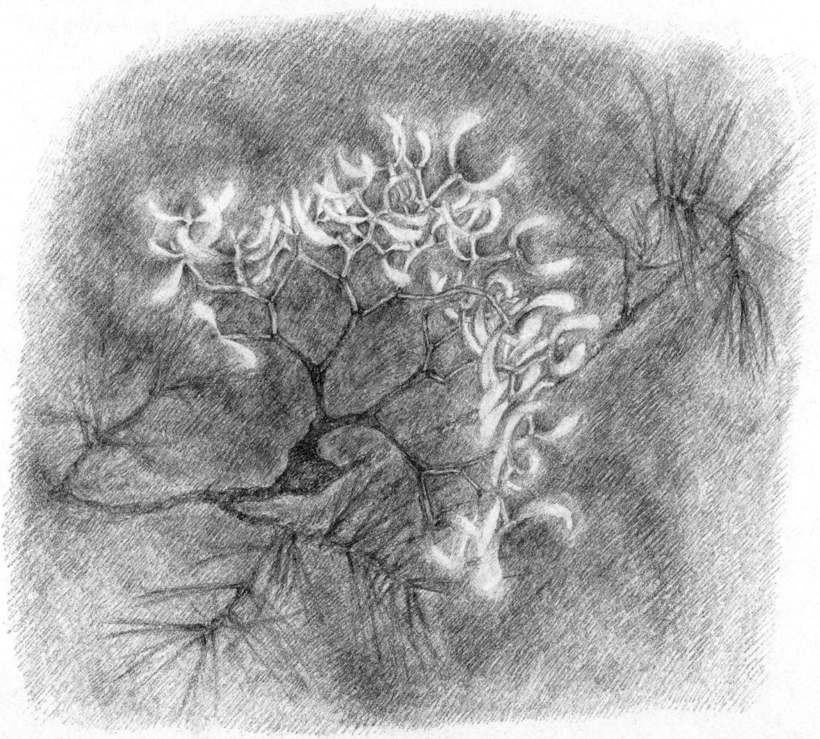

Abb. 2: Eine bereits etwas ältere Kiefernmistel mit fächerförmigem Habitus (ca. acht Jahre alt).

dem Einsetzen des Blühimpulses eine dritte Phase: In der endständigen Knospe jedes Gabeltriebes werden *Blüten* angelegt. Die *jungen,* zur Blüte angeregten Gabelsprosse (die in der *Peripherie* des Mistelbusches liegen), führen dann während einer ca. 28tägigen Periode im Frühsommer weitgehend synchronisiert schwingende bis drehende langsame *Pendelbewegungen* aus, die in ihrer Richtung im Raume weder zueinander noch zum Lichteinfall oder zur Schwerkraft irgendeine Beziehung aufweisen. Lediglich Anfangs- und Endpunkte dieser Pendelphase und die Umschlagspunkte der Pendelbewegungen sind an den einzelnen Gabelsprossen einer zur Blüte induzierten Mistelpflanze weitgehend zeitgleich.

Vor und nach dieser Pendelphase sind nur kleinere, tagesrhythmisch nickende Bewegungen feststellbar. Da der Mond in knapp 28 Tagen einmal die Erde umläuft, liegt hier wahrscheinlich ein *lunarer,* d. h. durch den Mond impulsierter *Rhythmus* vor, wie er auch bei einer ganzen Reihe *niederer Tiere* wie Würmern oder Insekten bekannt ist (sog. mondsensible Tiere). Die Mistel orientiert sich hier in dieser freien Rhythmik synchroner Pendelbewegungen offenbar weder an der Erde (Schwerkraft), noch an der Sonne (Lichteinfall), sondern an dem erdnächsten Planeten.

Nach dieser «lunaren Phase» der Pendelkrümmungen ordnen sich die jungen Gabelsprosse in etwa *radial* zur Sproßbasis am Abgang der Mistel aus dem Wirtsast an. Damit wächst die Mistel in ihre endgültige Raumesgestalt ein, den *Kugelbusch,* indem sie sich um ihren *eigenen Mittelpunkt* zentriert (s. Abb. 3).

Stück für Stück, Jahr um Jahr behauptet somit die Mistel ihre *Autonomie,* die sie heraushebt aus dem sonstigen Pflanzenreich, welches seine Wachstumsrichtungen nach Sonne (besonders Blätter, Blüten und Zweige) und Erde (besonders Wurzel- und Stengelwachstum) ausrichtet.

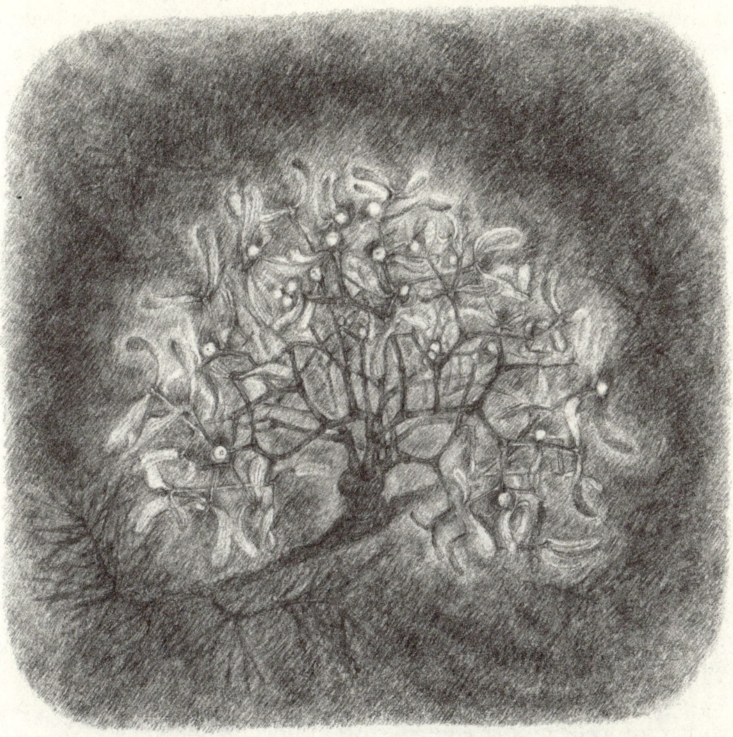

Abb. 3: Kugelbusch einer Laubholzmistel (im Herbst, Früchte tragend).

Die Blätter

Die Laubblätter der Mistel sind sehr einfach und variabel gebaut. Sie besitzen eine auffallend dicke, gelb gefärbte Deckschicht, die das Blatt vor dem direkten Sonnenlicht *abschirmt*. Ein lockeres Schwammgewebe mit lufthaltigen Zwischenräumen für den Gasaustausch mit der Umgebung, welches normalerweise die Unterseite der pflanzlichen Laubblätter kennzeichnet, wird bei ihnen nicht ausgebildet. Stattdessen besitzen sie kleine Atemöffnungen für den Luftaustausch auf ihrer *Ober- und* Unterseite. Eine Schicht von langgestreckten, intensiv Blattgrün enthaltenden Zellen für den Aufbau von Pflanzensubstanz aus dem Sonnenlicht, die sonst die Blattoberseite der Blütenpflanzen kennzeichnet, wird nur angedeutet erst im zweiten Jahr des Blattes erkennbar, und zwar auf der Ober- und Unterseite. Während die Blattgewebe der Blütenpflanze normalerweise ausdifferenziert werden, *bevor* sie die Begegnung mit dem Licht (oben) und der Luft (unten) des Umraumes aufnehmen, *dehnt* die Mistel diese Entwicklung und öffnet sich dem Licht, *ohne* daß ihre Blattgewebe entsprechend ausdifferenziert sind: Ein embryonaler Zustand wird festgehalten.

In seinem Feinbau erscheint so das einzelne Laubblatt ebenso wie die ganze Mistelpflanze als ein Relikt der pflanzlichen Frühgeschichte, den Lagerpflanzen ähnlich, die größtenteils ungerichtet den Raum ergreifen, ohne sich nach Licht (Kosmos) und Schwere (Erde) zu richten, wie die unter Wasser lebenden Algen.

Ebenso gehemmt ist auch das Sproßwachstum, das in jedem Jahr in der Regel nur um ein Sproßglied (einen Gabeltrieb) weitergeführt wird. Das einzelne Laubblatt verbleibt daher länger, 15 oder 27 Monate am Sproß und fällt dann in grünem Zustand ab, ohne vorher zu welken oder eine Herbstfärbung anzunehmen.

In ihrer einfachen, undifferenzierten geschlossenen Gestalt, der ganzrandigen Spreite (Blattfläche), der gegenständigen Stellung, dem Fehlen von Blattstiel, Blattgrund und Nebenblättern sowie der parallel verlaufenden Nervatur ohne einen Mittelnerv als Symmetrieachse zeigen die Laubblätter der Mistel typische Merkmale der *Keimblätter* der Zweikeimblättrigen. Auch diese sind noch nicht per se in den zwischen Kosmos und Erde polarisierten Raum hineingestellt. Bei vielen Pflanzen z. B. bleiben die Keimblätter in den Samenhüllen versteckt und ergrünen nicht, da sie unter der Erdoberfläche keimen (z. B. bei der Eiche). Die Anlage der Keimblätter geschieht in dem abgeschirmten Raum des Fruchtknotens im Innern der Samenhüllen. Die Lage des Keimlings im Fruchtknoten ist verschieden, im häufigsten Falle «steht er auf dem

Kopf», da die Samenanlage an einem gekrümmten Stiel nach unten geneigt ist: So kommt der Wurzelpol nach oben, zur Blütenöffnung hin (Kosmos), der Blattpol des Keimlings nach unten, der Erde zugewandt zu liegen.

Auch in ihrer Behauptung eines selbstbezogenen Eigenraumes ist die Mistel dem Keimlingsstadium der Samenpflanzen verwandt: Sie vollzieht ihre eigene Entwicklung in einem abgeschirmten kugelförmigen Raum, auf ihren eigenen Sproßansatzpunkt zentriert und entzieht sich der Einordnung in die Polarität der kosmischen und irdischen Kräfte, ähnlich dem Keimling, der im Innenraum der Frucht gleichsam parasitierend auf der Mutterpflanze eine eigene Gestalt entwickelt. Da die Mistel keinen Gestaltwandel von den «unteren» zu den «oberen», blütennahen Blättern hin entwickelt, wiederholt sie in ihren gleichartig, keimblattartig beblätterten Gabeltrieben gleichsam unentwegt das Keimlingsstadium; sie kann den Eindruck eines Aggregates von aneinandergesetzten Keimlingen erwecken.

Bei der Mistel kommen an den Blättern, Sprossen, Blüten und Früchten zahlreiche Bildungsabweichungen und Anomalien vor – z. B. zusätzliche grüne Ergänzungstriebe, die aus dem primären Senker oder aus den Rindensaugsträngen durch die Wirtsrinde nach außen hervorbrechen.

Die Blüten der Mistel

Wie für die Familie typisch, sind die Blüten unserer weißbeerigen Mistel stark reduziert und unscheinbar; mit gelb-grüner Blütenhülle ohne Kelchblätter sitzen sie ungestielt jeweils zu drei bis fünf zusammengedrängt zwischen zwei sehr kleinen Hochblättchen.

Sie machen somit einen *plumpen,* in der Länge stark *gestauchten,* unförmigen Eindruck, mit geringer innerer Differenzierung der Blütenorgane voneinander, die statt dessen Tendenz zur *Verwachsung* miteinander aufweisen. Selbst die gelben Blütenhüllblätter zweier benachbart stehender Blüten verwachsen häufig miteinander an ihrer Außenseite.

Die Blüten werden bereits im Frühsommer angelegt, entwickeln sich jedoch sehr *langsam* über den Winter hinweg und öffnen sich zur Osterzeit (Ende Februar bis Ende April), vor der Blüte der Wirtsbäume und unabhängig von deren Blühtermin.

Die Frucht und ihre Embryonen

Der zweiblättrige Fruchtknoten der Mistel *verwächst mit Teilen des Blütenbodens,* also der *Sproßachse,* und umhüllt mit diesen gemeinsam die in ihm enthaltenen ein bis vier Embryonen. Es handelt sich daher bei der Mistel botanisch gesehen um eine *Scheinfrucht.* Eine eigentliche Samenanlage mit Samenhüllen wird nicht ausgebildet, so daß man strenggenommen nicht von einem Samen sprechen darf – es handelt sich nämlich um frei im Gewebe liegende *Embryonen.* Während also die *ganze* Mistelpflanze samenähnlich mit zunehmendem Alter sich in einen eigenen, auf sich selbst zentrierten Raum hinein abschließt (Kugelbusch), fehlt den einzelnen Embryonen gerade eine solche Abgeschlossenheit, die sonst das hervorstechende Merkmal der bedecktsamigen Pflanzen darstellt.

Der ganze Keimling enthält *Blattgrün*; die Keimblätter, die nur der Aufnahme von Nährstoffen aus dem umhüllenden Nährgewebe dienen, sind stark reduziert und mehrfach miteinander *verwachsen.*

Die Scheinfrüchte der Mistel reifen über den Sommer und Herbst heran und werden im *Dezember* als weiße, reife Mistelbeeren sichtbar (s. Abb. 4, S. 140). In der Natur halten die Beerenkerne eine fünf- bis sechsmonatige Samenruhe ein, so daß die Mistel in ihrer Fortpflanzung ähnlich wie bei der Blütenentwicklung erneut einen Winter überspringt. Im nächsten Frühsommer wird dann durch das Einwirken des Lichts und die notwendigen höheren Temperaturen die Keimung der von den Vögeln am Wirtsast abgeklebten Mistelkerne eingeleitet.

Die Unterarten unserer Mistel

Nach den jeweiligen spezifischen Wirtsbäumen unterscheidet man drei Unterarten unserer europäischen Mistel:

a) die *Tannenmistel,* die in der Natur nur auf Tannenarten vorkommt.
b) die *Kiefernmistel* kommt hauptsächlich auf der Föhre, aber auch auf der Bergkiefer und Schwarzkiefer vor, weit seltener auf Fichten.
c) die *Laubholzmistel* wächst auf einer großen Zahl einheimischer und ausländischer Baumarten; bei uns bevorzugt sie besonders Apfelbaum, Pappel, Birke, Eberesche, Linde, Robinie, Weide und Weißdorn (s. Abb. 4, S. 140).

Von der Ernährung der Mistel und ihrer Beziehung zur Wirtspflanze

Die Mistel bezieht keine organischen Nährstoffe von ihrem Wirtsbaum, sondern lediglich Wasser und Mineralsalze. Sie ist daher ein Halb- oder Salzparasit und kann demzufolge auch dann üppig gedeihen, wenn das gesamte Laubwerk ihres Wirtsbaumes durch Schädlinge abgefressen wird. Ihre Blätter verdunsten im Durchschnitt eine wesentlich größere Wassermenge pro Blattfläche als der Wirtsbaum. Die Mistel enthält in der Regel auch erheblich größere Konzentrationen von Mineralsalzen (Kalium, Phosphor, Natrium, Magnesium) und von Stickstoff als ihr Wirtsbaum.

Die Mistel als Salzparasit ist also vom Wirtsbaum aus gesehen eine Art «Wunde», durch die ihm größere Mengen von Wasser und Mineralsalzen entzogen werden. Der Mistel fällt dies offensichtlich leicht, da sie einen kontinuierlichen, *direkten* Zugang zu den Holzgefäßen des Wirtes hat, der nicht durch halbdurchlässige Grenzschichten (Membranen) verwehrt ist – was in der belebten Natur eine erstaunliche Ausnahme darstellt; hier wie auch sonst genießt die Mistel Sonderrechte.

In der Natur kann man beobachten, daß die Mistel besonders häufig Bäume befällt, die an Fluß- und Bachläufen wachsen, und

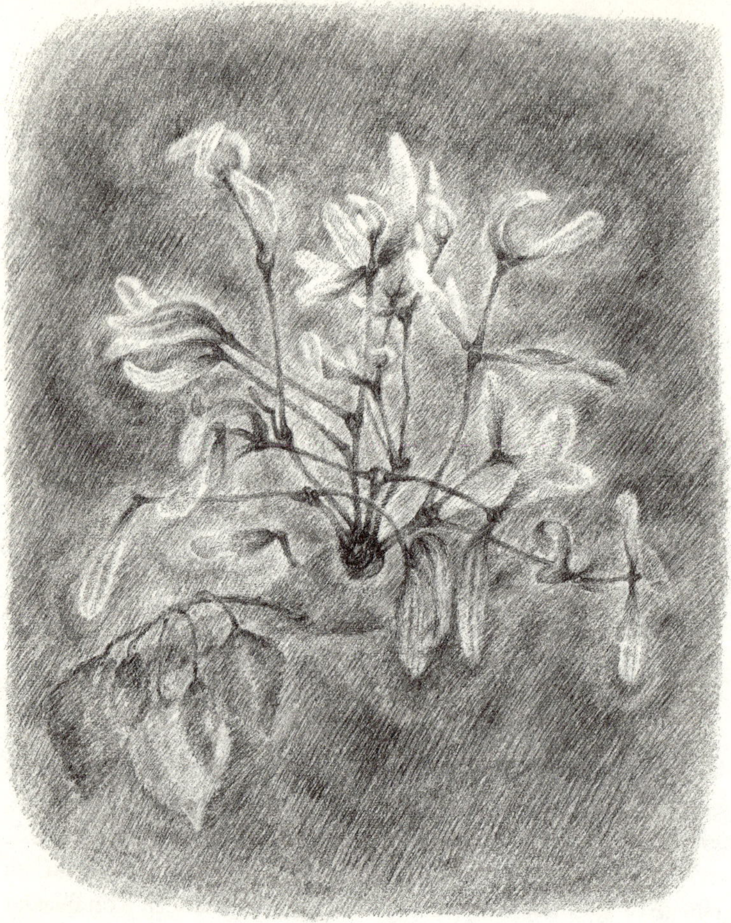

Abb. 4: Die Gestalt der Mistel in der Natur ist sehr variabel, in Abhängigkeit von der Mistelunterart, Ernährung, Alter und Standort des Wirtsbaumes, Lage der Mistel in der Baumkrone usw. Die Laubholzmistel auf Pappel z. B. zeigt ein ausgesprochen üppiges Wachstum mit großen, breit geschwungenen Blättern und langen Sproßgliedern.

angeblich auch solche, die über unterirdischen Wasseradern stehen oder sonstwie einen gesicherten Zugang zum Wasser haben. Viele der Lieblingswirte haben schon an sich eine gewisse Vorliebe für *feuchte Standorte* – z. B. Pappel, Weide und Birke; sie haben häufig auch ausgesprochen *weiches Holz* (wie Birke, Kiefer, Ahorn).

Außerdem gibt es *mechanische* Faktoren (Dicke und Faserreichtum der äußeren Rindenschichten des Wirtsbaumes) und *chemische* Faktoren (nämlich bestimmte von der Mistel und ihrem Wirt gebildete Substanzen), die über das erfolgreiche Eindringen des primären Senkers in den Wirtsast entscheiden. Bestimmte Bäume können somit offensichtlich eine Art *Resistenz* oder Immunität im weiteren Sinne gegen die Mistel behaupten, was bei manchen Baumarten mit der Rasse zusammenhängt, bei anderen, z. B. Buche, Eiche und Ulme, generell die Regel zu sein scheint.

Ist jedoch einmal ein Baum mit einer Mistel infiziert, so bekommt er leicht noch viele weitere Misteln dazu, und auch seine durch Samen oder vegetative Fortpflanzung gewonnenen Nachkommen sind in einem höheren Grade anfällig für die Mistelinfektion.

An den Wirtspflanzen können – vor allem dann, wenn viele Misteln auf einem Baume wachsen – verschiedene Schäden auftreten.

Nach den Ergebnissen der von Tubeuf Anfang unseres Jahrhunderts durchgeführten Umfrage bei den Forstämtern im deutschen Sprachraum wurden jedoch keine wesentlichen forstwirtschaftlichen Schäden durch Mistelbefall berichtet, obgleich man teilweise vermerkte, daß starker Mistelbefall einen Verlust an Längen- und Stärkezuwachs verursacht.

Bei Kulturpflanzen (z. B. Apfelbäumen) werden schnellwachsende, vitalere Rassen offensichtlich durch Mistelbefall nicht wesentlich geschädigt, während *weniger lebenskräftige*, langsam wachsende Sorten bei mehrfachem Mistelbefall eine gewisse Reduktion von Wachstum und Fruchtertrag zeigen.

Rudolf *Steiner* hat aus Beobachtungen ganz anderer, geisteswissenschaftlicher Art heraus geschildert, daß die Voraussetzungen zum Angehen der Mistel besonders da gegeben seien, wo der Wirtsbaum eine Tendenz zum Überwuchern seiner ätherischen Organisation, also seiner Lebens- und Wachstumskräfte zeigt, wie sie sich sonst an den Bäumen in Form von Auswüchsen zeigt.[2] Unter diesem Gesichtspunkt könnte die Mistel unter natürlichen Bedingungen auch noch ganz andere, kompensatorische Bedeutung für den Wirtsbaum und sein Biotop besitzen – etwa im Sinne eines «Heilmittels» für Unausgeglichenheiten der ätherischen Konstitution des Wirtsbaumes: Sie könnte dem Baum etwas abnehmen, was sich sonst in pathologischen Bildungen ausleben müßte. Mistelempfänglich wären dann solche Baumarten und -rassen, die häufiger zu entsprechenden ungeformten Überschüssen im Gefüge ihrer Lebenskräfte neigen.

Vom Sterben der Mistel im Labor und in der Natur

Interessant sind in diesem Zusammenhang die Beobachtungen zur *Kultivierbarkeit* der Mistel: Selbst auf den besten Nährböden, bei optimaler Konzentration aller notwendigen Nährstoffe und Anreicherung mit allen bisher bekannten Pflanzenwuchsstoffen, kann die Mistel abgetrennt vom Wirtsbaum nicht einmal wenige Tage überleben. Auch eine Zellkultur von Mistelgewebe ließ sich nicht gewinnen – was bei vielen anderen Pflanzen durchaus möglich ist. Lediglich junge Mistelkeimlinge können für eine begrenzte Zeit in Laborgefäßen gehalten werden, da sie ohnehin bis zur Ausbildung des primären Senkers ihre Versorgung im wesentlichen aus Speichersubstanzen der Mistelbeere beziehen.

Aus dem gleichen Grunde welkt eine vom Baum getrennte Mistelpflanze in drei bis vier Tagen ab, auch wenn man sie in reichlich gefüllte Wasserbehälter stellt. Lediglich wenn man sie mit dem ganzen Wirtsast ins Wasser stellt, kann sie sich unter Umständen vier bis fünf Wochen am Leben erhalten. Man kann hier den «irrsinnigen Aristokratismus» der Mistel (im Sinne von Steiner) nachempfinden, ja es gleichsam mit Händen greifen, daß es hier auf mehr als Wasser und Nährstoffe ankommt: Die Mistel braucht die «lebendige Erde» des Wirtsastes, nur in einem vitalen Zusammenhang mit bestimmten Holzpflanzen kann sie überleben.

Daher *stirbt* die Mistel auch unter natürlichen Bedingungen häufig *eher* als der Wirtsbaum, wenn die ihr zur Verfügung stehenden Lebenskräfte nicht mehr ausreichen. In der Natur kann sie ohne weiteres 30 Jahre alt werden.

Aspekte der Wesensverwandtschaft zwischen Krebsgeschwulst und Mistelwachstum

Um ein Heilmittel gegen die Karzinombildung sein zu können, muß die Mistel einen geistigen Zusammenhang mit dieser Krankheit besitzen, das heißt, sie muß eine wesensmäßige Verwandtschaft im Sinne der Ähnlichkeit und/oder gegensinnigen Entsprechung zu den bösartigen Neubildungen aufweisen.

Vier charakteristische Leitmotive dieser Wesensverwandtschaft sollen im folgenden skizziert werden, um die heilende Wirksamkeit der Mistel bei der Krebskrankheit verständlich werden zu lassen.

Die Mistel als irrsinnige Karikatur der Samenpflanze

Ihrem Bau nach gehört die Mistel unzweifelhaft zu den höchstentwickelten Pflanzenformen auf unserer Erde, den zweikeimblättrigen bedecktsamigen Blütenpflanzen. In vielen Details ihrer Gestaltbildung und ihrer Lebensvorgänge erscheint sie jedoch zurückgeblieben, unterentwickelt, insofern sie hinter das hohe Niveau der Samenpflanze zurückfällt und auf Eigenschaften der früheren, einfacheren Pflanzengruppen zurückgreift.

Mit den *Viren*, die am Beginn der Pflanzenentwicklung eine Übergangsform zum Mineralreich hin darstellen, hat die Mistel ihre Infektiosität gemeinsam – die Fähigkeit ihres Senkers, durch die Wirtsrinde aktiv einzudringen, die eigenen Wasserleitgefäße mit denen des Wirtes zu verschmelzen und sich dem weiteren Dickenwachstum des Wirtsbaumes anzupassen.

Mit den *Bakterien* hat sie ihren schleimig-viscösen Charakter, besonders in der Scheinbeere, gemeinsam und den Aufbau des Fruchtknotens mit der Samenanlage. Wie den Bakterien als kernlosen Einzellern eine doppelte Kernmembran fehlt, so fehlen den Mistelkeimlingen die zwei Samenhüllen. Die feste Zellwand der Bakterien entspricht der verholzten inneren Fruchtwandschicht der Mistelbeere, die umgebende Schleimhülle vieler Bakterien der schleimig-fruchtig anschwellenden mittleren und äußeren Fruchtwandschicht.

Den *Blaualgen* mit ihren zahlreichen Farbstoffen und intensiven Lichtprozessen im Wasserelement ähnelt die Mistel in ihrer intensiven inneren Durchgrünung (und Durchfeuchtung), die fast allen ihren Organen durch die Fähigkeit zur Photosynthese (d. h. zum Aufbau der Pflanzensubstanz aus Sonnenlicht) eine relative Autonomie, eine Selbständigkeit in der Energieversorgung ermöglicht.

Den *Algen*, die gleichsam die *Sproßbildung* der höheren Pflanzen vorwegnehmen, ist sie verwandt durch ihr einfach gebautes Sproß-System mit seiner gabelartigen Verzweigung und seiner ungewöhnlichen Beweglichkeit.

Den *Pilzen* mit ihrem lichtunabhängigen, parasitischen Leben verbindet sie das verzweigte System der Rindensaugstränge, die – sporen-tragenden Pilzhüten ähnelnd – sekundäre Ergänzungsprozesse durch die Wirtsrinde nach außen treiben können.

Mit den *Moosen*, die wir als keimlingshaften Entwurf der Landpflanze auffassen, verbindet die Mistel das Fehlen echter Wurzeln, die Vorliebe für schattige Lebensräume unter Baumkronen, die Befähigungen zu epiphytischem Wachstum auf Baumrinde und die große Anziehungskraft für Wasser und Mineralsalze.

Wie die *Farngewächse* hat die Mistel keine echten Früchte und Samen, wie die Baumfarne entfaltet sie ihre Blätter hoch über dem Erdboden, ohne einen echten Stamm ausbilden zu müssen.

Mit den *Nacktsamigen* hat die Mistel die Zurückhaltung und

Hemmung der vegetativen Wachstumskräfte gemeinsam – etwa in Gestalt der Langsamkeit des Blühens, Wachsens und Keimens – und ihre ausdauernde Lebendigkeit auch unter den winterlichen Bedingungen von Dunkelheit und Kühle.

Mit den *Einkeimblättrigen*, die u. a. durch die Dominanz des Blütenimpulses und die zahlreichen Variationen der *Blütenhülle* charakterisiert sind, teilt die Mistel ihre länglichen, ganzrandigen parallelnervigen Laubblätter, die mangelnde Verholzung und das Fehlen eines echten Stammes sowie funktionell betrachtet ihre zurückgestaute vegetative Kraft durch das frühzeitige Eingreifen starker hemmender Blütenimpulse. Diese führen jedoch an der *einzelnen* Blüte zu einer ausgesprochen kleinen, plump-verwachsenen, halboffenen Blütenhülle. Der Blütenimpuls durchdringt stattdessen gleichsam die *ganze* Mistelpflanze; der reife Kugelbusch erscheint so als *eine* große Blüte, die an der goldgelben Winterfarbe der in direkter Sonne wachsenden Mistel zu sichtbarer Offenbarung kommt.

Während der *Laubbaum* wie die *Zweikeimblättrigen* überhaupt sich als Zusammenfügung aller im Pflanzenreich bis dahin verwirklichten Pflanzenformen in einer verdichteten, metamorphosierten und gesteigerten Form darstellt, erscheint uns die Mistel, die eigentlich auf eine Baum- oder Strauchgestalt hin angelegt ist, als krankhaft anmutendes *Zerrbild*, als *Karikatur* einer zweikeimblättrigen Samenpflanze, insofern sie im Sinne des sekundären *Rückfalls* in frühere Formen pflanzlichen Lebens deren «primitive» Eigenschaften und Einseitigkeiten annimmt, ohne sie in die geschlossene Form einer Samenpflanze hinaufzuverwandeln. Was ursprünglich in den Stufen der Pflanzenentwicklung geistig einander *ablöste, durchdringt und hemmt* sich gleichsam räumlich und zeitlich in der Mistel.[3]

Wie die Mistel aus verschiedensten Bildungsimpulsen zusammengesetzt erscheint, die den einfachen, früheren Pflanzenformen zugehören, so läßt sich die Krebsgeschwulst als ein Konglomerat primitiver, ungestalteter, dem Gesamtorganismus wesensfremd gewordener Bildetendenzen auffassen. Bei der Untersuchung bösartiger Geschwülste erkennt man im Schnittbild, insbesondere bei der mikroskopischen Untersuchung, ein sogenanntes «buntes Bild» von auf kleinstem Raum zusammengedrängten Gewebebestandteilen, z. B. Drüsenschläuchen, Verhornungen, Hohlraumbildungen, neugebildeten Blutgefäßen, Bindegewebssträngen, Schleiminseln, im Zentrum oft Zerfallshöhlen mit Einblutungen. Die einzelnen entarteten, unreifen Zellgruppen leben gleichsam ihre Bildungsmöglichkeiten auf übereilte Weise aus, da ihr Aufbau und ihre Funktionen vom Gesamtorganismus nicht genügend durchgestaltet werden können («Zelldifferenzierung»), so daß sie schließlich einem vorzeitigen Gewebszerfall und Zelltod anheimfallen. Es sind somit gleichsam ineinander verschachtelte Zerrbilder gesunder Organgewebe, die sich in der Krebsgeschwulst entfalten und ihr den Charakter des wahnartig Verfälschten, Flüchtig-Irrealen, Unberechenbaren aufprägen. Die Krebsgeschwulst als verzerrte Scheinorganbildung entspricht somit der Mistel, die wir im Vergleich mit den übrigen hochentwickelten Samenpflanzen als Zerrbild einer zweikeimblättrigen Samenpflanze auffassen müssen.

Andererseits jedoch geht die Mistel auch weiter als die Geschwulstbildung: Während der Krebs als Parasit in der menschlichen Leibesorganisation nach innen hin Tendenz zu fortlaufendem Absterben in sich trägt und nie den Ordnungsgrad eines selbständigen Organismus erreicht, wird sie mit Hilfe ihrer besonderen, halbparasitischen Beziehung zum Wirtsbaum und zur Vogelwelt schließlich doch lebensfähig als Samenpflanze auf dieser Erde und überwindet insofern die in ihr veranlagten regressiven Tendenzen.

Rhythmische Antitendenzen: Auflehnung gegen die Ordnung der Jahreszeiten

Unsere Jahreszeiten sind ein Beispiel für einen kosmisch-irdischen Rhythmus, der sich aus der verschiedenen Stellung der Erdachse zur Sonne innerhalb eines Jahres ergibt. Im Sommer steht die Sonne noch hoch am Himmel, ihre Strahlen fallen steil ein, die

Erde kann viel Licht und Wärme in sich aufnehmen. Da die Pflanze ihre physische Körperlichkeit aus dem Sonnenlicht aufbaut unter Hinzutreten von Wärme, Luft (Kohlendioxyd) und Wasser sowie Mineralsalzen (Erde), liegt im Sommer die Hauptentwicklungs- und Wachstumsperiode der Pflanzen. Das überreichlich einfallende Sonnenlicht verdichtet sich zum stofflichen Pflanzenleib, zum grünen Pflanzenkleide der Erde. Das Prinzip dieses Naturprozesses nannten die alten Ärzte bis hin zu Paracelsus *Phosphor- oder Sulfurprinzip*: Geistverwandtes (Licht- und Wärmehaftes) verdichtet sich zur Erdensubstanz, zu Materie; diese Substanz wird daher Licht-Träger, was die wörtliche Bedeutung des griechischen Wortes Phosphor ist.

Bei der Umkehrung dieses Naturprozesses wird Licht und Wärme wieder *frei* aus der Substanz – in der Regel im Herbst, wenn die Pflanze abstirbt, und erscheint als Farbe (der Blüten, Früchte, fallenden Blätter), als *Duft* und süßer Geschmack, als Nahrungssubstanz, die das innere Feuer unseres Stoffwechsels unterhält.

Im Winter fällt das Licht der Sonne lang und flach auf unsere Erde, so daß diese es nicht genügend aufnehmen kann, um sich innerlich daran zu erwärmen. Sie strahlt Sonnenlicht und -wärme zurück, wie wir z. B. am Schnee beobachten können: Indem sich das Wasser aus der Lufthülle der Erde zum Schnee verdichtet und der Schwere nach auf die Erde fällt, wird das Licht aus der Erdenumgebung in den Kosmos zurückgestrahlt: Die Erde beginnt zu glänzen. Das Prinzip solcher Prozesse, bei dem durch die Bildung einer Substanz – einem Versalzen, Kristallisieren gleich – Licht- und Wärmehaftes freigesetzt wird, nannten die Alten *Sal-Prozeß (Salzprinzip)*.

In den *Tropenzonen* der Erde überwiegen das ganze Jahr über die lichtbindenden Prozesse der Verirdischung des Geistverwandten (Lichthaften), sie sind vom Prinzip des Phosphorischen geprägt, wie man an dem überreichen, hohen Wuchern der Vegetation sehen kann. Auf den Menschen bezogen entsprechen diese Prozesse dem Inkarnationsweg: Die geistig-seelischen Wesensglieder schaffen sich in das Physische eintauchend ihre Leiblichkeit; dies ist das Prinzip des Stoffwechsels, des Aufbaus, welches in der Kindheit und Jugend überwiegt.

In den *polaren Gebieten* der Erde überwiegt das ganze Jahr über das Licht freisetzende Sal-Prinzip, hier glänzt die Erde immerfort über dem ewigen Eis. Analog überwiegen beim alten Menschen die salzbildenden, kristallisierenden Kräfte: Aus dem Verhärten, dem Zerfall der Leibessubstanz, dem ersterbenden Leben, geht das Licht des Bewußtseins hervor; die geistig-seelischen Wesensglieder lösen sich mehr und mehr vom Physischen, um sich frei im Leben der Vorstellungen, Gedanken und Wahrnehmungen zu betätigen: Das Prinzip des Nerven-Sinnes-Systems, welches einer Abbautätigkeit entspricht – der Exkarnationsweg der Wesensglieder.

In *unserem Sommer* schieben sich die Tropen gleichsam ein Stück herauf in unsere Breiten, im Winter schiebt sich das Klima der Polarzonen ein Stück zu uns herunter. Nur in den mittleren, gemäßigten Zonen der Erde, zu denen unser mitteleuropäischer Raum gehört, gibt es den *Rhythmus*, den harmonischen Wechsel dieser beiden Einflußsphären und das schwankende Ringen zwischen beiden Kräften im Frühling (Beginn des Phosphorwerdens, des Inkarnationsimpulses) und im Herbst (Einleitung des Sal-Werdens, der Exkarnation).

Während die meisten Pflanzen ihre Hauptwachstumsperiode über den Sommer haben (von Frühjahr bis Herbst) und den Winter über in einer Ruheperiode verharren, benützt die Mistel gerade die Sal-Kräfte des Herbstes und Winters, die den Exkarnationsimpuls, das *Freiwerden* des Geistig-Seelischen vom Physisch-Irdischen und seine Verinnerlichung einleiten, für den Vorgang des Erblühens und der Fruchtreife.

Auch die Blütenknospen der Bäume werden schon im Spätsommer bis Herbst angelegt und überdauern den Winter, um im nächsten Frühjahr aufzugehen; ähnliches tun auch eine ganze Reihe anderer Samenpflanzen (einjährige, zweijährige und ausdauernde Arten), die oft einen Kälteimpuls brauchen, um zur Blütenbildung angeregt zu werden. Dann jedoch warten sie in der Regel auf die langen, lichtreichen und warmen Tage des Frühjahrs und Sommers, bis die Blütenentwicklung in Gang kommt.

Die Mistel jedoch hat diese Geduld nicht, sie – die den Sommer über so langsam, so schwerfällig ihre Blütenknospen angelegt hat – muß unbedingt als erste, noch vor der Blüte selbst der frühesten ihrer Wirtsbäume, zur Blüte kommen, etwa zur Osterzeit, wo ihre Wirtsbäume (Laubbäume) noch völlig unbelaubt kahl stehen – je nach Witterung zwischen Ende Februar und Ende April. Erst zehn Monate später, zu Weihnachten und damit wiederum im Winter, werden die langsam herangewachsenen Beeren reif und zeigen dies durch ihre weiße Farbe an.

Das Prinzip des rhythmischen Wechsels zwischen Bindung und Freiwerden des Geistigen, zwischen Phosphor- und Salzprinzip, das in den gemäßigten Zonen der Erde die Klimakonstitution bestimmt und ordnet, nannten die alten Ärzte und Naturforscher *Merkur-Prinzip*, nach dem Vorbilde des Quecksilbers, das nach dem römischen Gott Merkur benannt ist, der als Bote zwischen Himmel und Erde vermittelte.

Dieser zeitlichen Ordnung, der die übrigen höheren Pflanzen sich weitestgehend fügen, ordnet sich die Mistel gerade *nicht* ein. Wie sie sich aus dem Raum einen eigenen Raum abgrenzt, ohne Beziehung zu oben und unten, Kosmos und Erde, so vermag sie sich eine *eigene Zeitordnung* – entgegen dem gewöhnlichen Gang der Pflanzenvegetation durch den kosmisch-irdischen Rhythmus der Jahreszeiten – zu schaffen und beweist damit gewissermaßen eine merkurielle Anti-Kraft.

Die Lebensprozesse wahrscheinlich aller höheren Organismen sind durch Rhythmen geordnet, die fortlaufend in Übereinstimmung mit äußeren kosmischen Rhythmen, z. B. dem Tag-Nacht-Rhythmus, gebracht werden. Das Zusammenspiel der verschiedenen Rhythmen im Menschen ist wiederum rhythmisch geordnet, ein Rhythmensystem, welches einerseits das innere Kräftegleichgewicht, andererseits eine lebendige Anpassungsfähigkeit an verschiedenste Belastungen ermöglicht. Rhythmus wird so zu einem

Bindeglied zwischen den geistigen Organisationsebenen und dem physischen Leib des Menschen. Bei der Krebserkrankung ist dieser Vermittlungsweg für einen bestimmten Bezirk des Organismus unterbrochen, die Lebensprozesse einzelner Zellen oder Zellgruppen entfallen der Führung durch die übergeordneten Rhythmen des Gesamtorganismus und machen daher für sich chaotische, mangelhaft abgestimmte Eigenrhythmen geltend.[4] In chaotischer Unruhe entfalten sie planlos Scheinorgane, Karikaturen gleich; während sie sich nach außen hin verbreiten, zerfallen sie unter Umständen bereits nach innen hin.

Die Mistel mit ihrer Antirhythmik ist somit einerseits der *Krebsgeschwulst ähnlich*, deren Zellelemente eigensinnige räumliche und zeitliche Lebensstrukturen entwickeln und sich der von der Ganzheit des Organismus gelenkten Rhythmik von Zellteilung und Zellausreifung (Differenzierung), Ab- und Aufbau, Tag und Nacht widersetzen.

Im *Gegensatz* zur Geschwulstbildung schafft die Mistel es jedoch, in ihrem Antirhythmus einen wirklich *geordneten* und mit den Zeitverläufen der Jahreszeiten und der Wirtspflanzen *abgestimmten* Rhythmus aufrechtzuerhalten. Insofern vermag sie das Chaos der Rhythmen mit Hilfe ihrer Eigenrhythmik zu überwinden, das potentiell Krankmachende in sich zu heilen.

Symptome eines Rückzugs: Die Mistel in ihrer Beziehung zu den vier Elementen

Dem *Erdenelement* weicht die Mistel aus, ja schon auf den ersten Blick erweist sie sich als Erdenflüchtling: Sie benutzt den Baum als ihre lebendige, immer wasserspendende Erde und kommt in keiner Phase ihres Lebenszyklus mit der mineralischen Erde in Kontakt. Die Vögel verbreiten die Beeren von Baum zu Baum, zum Teil durch ihren eigenen tierischen Leib hindurch; die Samen können auf der Erde nicht keimen. Die Scheinwurzeln der Mistel (Senker und Rindensaugstränge) bekümmern sich nicht um die Schwerkraft und wachsen entsprechend dem Verlauf des Wirtsastes, an diesem orientiert. Der Sproß orientiert sich nur zu Beginn der Keimung und in den Jugendphasen seiner Entwicklung in einer eher lockeren Weise an der Erde, indem er sich entgegen der Schwere aufrichtet.

Auch das innere Erdenwerden, das Ersterben der belebten Pflanzensubstanz in der Verholzung kann die Mistel fast vollständig von sich fernhalten.

Statt dessen durchdringt sie sich inniglich mit dem Element des *Feuchten*, indem sie krautig-unverholzt, fruchtig-schwellend, schleimig-leimig in allen ihren Teilen, eben «viscös» im Sinne des lateinischen Namens immer jung und geschmeidig zu bleiben versucht. Darin begründet sich ihr hoher Wasser- und Salzverbrauch gegenüber dem Wirt, daher sucht sie sich weichholzige, intensiv durchfeuchtete Wirtsbäume – nach Möglichkeit auf feuchten Standorten. So können ihre einfach gebauten Blüten die Insekten mit zuckerreichem Nektar begrüßen und die Beeren die Misteldrossel mit saftigem Schleim. Wie uns die Beobachtungen an abgeschnittenen Mistelpflanzen und -teilen gezeigt haben, ist es jedoch nicht das physische Wasser allein, sondern die *durchlebte* Feuchte, das saftige Leben, die Lebens- und Bildekräfte, die die Mistel an sich zu ziehen versucht.

Das Element des *Luftigen* ist in der Natur mit dem Licht innig verknüpft, es öffnet sich unserer Wahrnehmung erst im lichtdurchstrahlten Zustande wirklich, so daß Luft und Licht hier zusammen betrachtet werden müssen:

Fliegende Insekten bestäuben die Mistel, Vögel verbreiten ihre Beeren. So wie einstmals die einfacheren Pflanzen aus dem Wasser der Meere aufs Land stiegen, so steigt die Mistel von der Erde in die Luft. Mit dem Wasser durchdringt sie sich, mit dem Luftelement umgibt sie sich. Sie liebt die Standorte an Waldrändern und Lichtungen und meidet das Waldesinnere.

Allen voran die Laubholzmistel: Hüllenlos ist sie auf dem kahlen Wirtsbaum den ganzen Winter über dem Winterwind ausgesetzt; im Sommer dann schützt sie sich durch das Wirtslaub vor den zu intensiven heißen Strahlen der Sommersonne.

Im *Winter* öffnet sie sich ganz der flach einfallenden, kühlen, weißen, den Menschen stärker innerlich berührenden Wintersonne. Gerade diesem winterlichen Licht antwortet die Mistel in ihrem Pflanzenleib, indem sie sich bis in alle Organe hinein so intensiv wie nur möglich durchgrünt: Die Blätter bleiben grün bis zum Abfallen; der gesamte Sproß, Schuppenblätter, die innere Fruchtwandschicht der Beere, selbst dem Licht völlig entzogene Bezirke wie der Keimling oder die im Dunkeln der Wirtsrinde verlaufenden Rindensaugstränge sowie die oberen Teile der Senker sind reich an Blattgrün, so daß ihr Monograph von Tubeuf die Mistel begeistert «eine der allergrünsten Pflanzen» nannte.

Bei den Mistelpflanzen, die im Winter der Sonne direkt ausgesetzt sind, tritt darüber hinaus ein Farbwechsel zu einer bei intensiver Besonnung *goldgelben Winterfarbe* auf, besonders an den jüngsten (äußeren) Zweigen und den lichtzugewandten Blattseiten, was die Verehrung der Mistel in Mythos und Kultur gefördert hat, da es im Pflanzenreich sehr ungewöhnlich ist. Diese Winterfarbe beruht auf einer *Rückbildung* der Blattgrün tragenden Organe für die Photosynthese in den Zellen, so daß die sehr intensiv gelbe, dicke Außenwand der Oberhautzellen sichtbar wird. Damit ist eine Hemmung des Aufbaus der Pflanzensubstanz aus dem Sonnenlicht und ein Abbau der im Sommer sehr reichlich vorhandenen Speicherstärke in den Zellen verbunden – also ein Überwiegen der *Abbau*-Tätigkeit und eine Hemmung des vegetativen Aufbaustromes – Verhältnisse, wie wir sie sonst in der Nacht und eben vor dem Eintritt des Blühens der krautigen Pflanzen finden. Wir sehen hier, wie vor der eigentlichen Blüte die Wintersonne den Mistelstrauch gleichsam als *ganzen* erblühen läßt, bis in seine Blätter und Zweige hinein; die Mistelpflanze wird zur Winterblüte des kahlen Holzes. Wo sonst mit dem Ersterben des Lebens in der Verholzung das Erdenelement verdunkelnd in die Pflanze einziehen kann, strahlt hier das Kosmische durch die Wintersonne in goldgelber Farbe in die weichen Äste dieses außergewöhnlichen Strauches, der dem hölzernen Tode zu trotzen vermag.

Zum Element der *Wärme*, des Feuers, hat die Mistel wiederum eine ambivalente Beziehung: Im Gegensatz zu fast allen anderen Vertretern ihrer Familie, deren Schwerpunkt in den tropischen Zonen und den außereuropäischen Kontinenten liegt, hat unsere weiße Mistel die rhythmisch wechselnde, gedämpfte Wärme der nördlich gemäßigten Zonen aufgesucht; der Keimling gedeiht am besten bei 15 bis 20 Grad im Frühsommer, und die reife Mistel schützt sich wie beschrieben durch das Wachstum auf den Wirtsbäumen vor den versengenden Strahlen der Sommersonne. Die sonst meist wärmeabhängigen Blütenprozesse sind bei ihr in die Winterhälfte des Jahres getaucht – im Gegensatz zu den außereuropäischen Mistelarten in den anderen Kontinenten, die keine Antirhythmik aufweisen. Wie sie sich von der Erde emanzipiert, so zieht sie sich vor der Wärme zurück und führt in einer eigensinnigen Abkapselung in sich selbst Wäßrig-Lebendiges (von innen) und Luftig-Lichthaftes (von außen), Ätherisches und Astralisches zueinander in inniger Durchdringung.

Sie ist so in ihrer «aristokratischen» Lebensart nur in einem Teilbereich bereit, sich mit dem heutigen Erdendasein, das sich aus den vier Elementen (Aggregatzuständen) konstituiert, zu verbinden. Doch eine wirkliche Verinnerlichung des lichtverwandten Seelischen, die freie Beweglichkeit und Unabhängigkeit vom Erdenstandort, wie es das Tierwesen besitzt, dies kann die Mistel trotz ihres Strebens nicht erreichen, worin ihr Krankhaftes, ihr Scheitern als Pflanze auf der heutigen Erde begründet liegt. Da sie das Irdische flieht, kann sie sich auch dem Kosmisch-Lichthaften nicht wirklich öffnen, wie es auf eine bescheidenere Art dem Baum gelingt.

Die *Krebsgeschwülste* sind – betrachtet unter dem Gesichtspunkt der vier Elemente – zunächst ein dem *Erden*element, dem Physischen sehr verwandt gewordener Teil des Organismus: Hart und verfestigt, deformiert, ausgetrocknet bis hin zur Verkalkung entfallen sie zunehmend dem *Flüssigen* und den in diesem Element schaffenden, die Organe belebenden und plastizierenden Ätherkräften. Im Tumor sind einerseits mangelhaft verwandelte, führungslos gewordene Ätherkräfte fixiert, die dort zu überschießenden Aufbau- und Wachstumsprozessen (auf Kosten des übrigen Organismus) führen. Die übergeordnete Ganzheit des ätherischen *Leibes,* der Lebenskräfte*organisation* kann andererseits die im Tumorgebiet abgesonderten, ihr fremd gewordenen Ätherkräfte nicht integrieren, und die in der Geschwulst zusammengeballte physische Leibessubstanz nicht mehr durchgestaltend verwandeln.

Auch das *Luft-* und Lichtelement (bzw. der über dieses ins Leibliche eingreifende Astralleib) kann die Tumorbildung nicht durchdringen: Zum Zentrum hin sind die Geschwülste mangelhaft durchatmet und durchlichtet, es herrscht eine sauerstoffarme Atmosphäre und damit eine Hemmung der meisten Abbauprozesse, bei relativem Überwiegen der Aufbauseite des Stoffwechsels (wie wir es ähnlich in der Embryonalentwicklung des Menschen finden, bevor er «das Licht der Welt erblickt»).

Über die *Wärme*struktur der menschlichen Geschwülste ist noch sehr wenig bekannt, da sie im wesentlichen nur bei oberflächlich gelegenen Tumoren zur Beobachtung kommt: Viele von ihnen (z. B. die meisten Brustdrüsenkrebse) erscheinen infolge einer überschießenden Stoffwechselsteigerung sowie einer intensiven Neubildung von Blutgefäßen mit gesteigerter Durchblutung im Tumor und seiner Umgebung «heiß»[5] – d. h. sie geben vermehrt Wärme an die Umgebung ab, dem *Salprinzip* entsprechend.

Je schneller der Krebs wächst, um so mehr zeigt er sich überwärmt[6] und stellt insofern – zumindest wenn er nahe der Körperoberfläche liegt – letztendlich für den Organismus eine Art unkontrolliertes «Wärmeloch» dar, durch das dieser fortwährend nach außen hin auskühlt. Die Geschwulstbildung untersteht insofern dem *Sal-Prozeß,* d. h. sie entspricht einem Kristallisationsprinzip, bei dem das Licht- und Wärmehafte aus der Leibessubstanz herausgeht – ähnlich wie bei der Verbrennung von Holz Licht und Wärme in den Flammen freiwerden, während die einstmals belebte Pflanzensubstanz als dunkle Asche zur mineralischen Erde zurückkehrt.

Während der menschliche Leib sich im Tumor den belebend-gestaltenden Elementen des Wäßrigen und Luftig-Lichthaften widersetzt, sich gleichsam verbrennend verzehrt und darin aschenartig verhärtet, zu sehr erdenhaft gewordene Substanz anhäuft, macht die Mistel es gerade umgekehrt, indem sie sich mit dem wäßrigen und kühlen Luftig-Lichthaften durchtränkt und Erdenfestigkeit und Sommerwärme meidet.

Da sie nur auf einer verlebendigten Erde (dem Holz des Wirtsbaumes) gedeiht, wird der vegetative Aufbauprozeß bei ihr intensiv und gerade *nicht* zum Mineralischen der festen Form, sondern zum Plastisch-Flüssigen, zur lebendig beweglichen Gestaltbildung hingetrieben. Daher tendiert die ganze Mistelpflanze weg vom Wurzelpol, an dem Salzprozesse, Verholzung, Mineralisierung repräsentiert sind, und hin zum Blütenhaften, in dem sich die Pflanze phosphorisch dem Tierreiche zuneigt.

Die Mistel überläßt dem Wirtsbaum die Auseinandersetzung mit dem Salzigen der Erde, mit dem mineralisch-festen Element, um zunächst selbst durch und durch so phosphorisch wie möglich zu werden und schließlich die in sich versammelten Phosphorkräfte in Bereiche überwiegender Salzprozesse zu tragen: Während der Stamm ihrer Pflanzenfamilie in den Tropen, also in Gegenden der Südhalbkugel mit ausgesprochen phosphorisch geprägter Klimakonstitution beheimatet ist, hat sie die stärker vom Sal- und Merkurprinzip geprägten Gegenden der nördlichen gemäßigten Zonen Europas und Asiens sich zum Lebensraum erkoren. Während die tropischen Misteln des Südens im Sommer blühen und fruchten, hat unsere weißbeerige Mistel sich die Sal-Kräfte des Herbstes und Winters für Blütenbildung und Fruchtreife ausgesucht.

Gerade dieses befähigt sie zur Heilpflanze, daß sie in einzigartiger Weise das im Typus ihrer Familie Veranlagte auf eine Spitze treibt, indem sie ihre betonten phosphorischen Prozesse (beruhend u. a. auf dem parasitischen Wachstum und der dominierenden Blüten- und Fruchtbildung) dorthin führt, wo Sal-Prozesse überwiegen – nämlich räumlich in die nördlich gemäßigten Zonen, zeitlich betrachtet in den Herbst und Winter, und qualitativ gesehen in das Holz der Wirtspflanzen. Entsprechend kann im menschlichen Organismus die Mistel phosphorische Licht- und

Wärmekräfte in jene Bezirke der Leiblichkeit führen, die zu stark dem Sal-Prinzip verfallen sind. So wird im ganzen Organismus und besonders an der Stelle übermäßiger Kristallisationsprozesse (dem Tumor) durch die Mistelwirkung ermöglicht, daß das Licht- und Wärmehafte (und das darin lebende Seelisch-Geistige des Menschen) sich wieder vermehrt mit der Leiblichkeit verbindet: Die Geschwulst, die die Leibeswärme von innen nach außen hin verschwendet, wird *von außen nach innen* durchwärmt. Ferner werden lichthaft-gestaltende Astralkräfte und flüssig-belebende Ätherkräfte vom umgebenden gesunden Gewebe her der sich ausbreitenden Verdunkelung und Verfestigung im Geschwulstinnern entgegengesandt.

Demzufolge kann die Mistel da heilend eingreifen, wo der Organismus in einer Tumorbildung zu sehr nach dem Mineralisch-Physischen tendiert.

Das innere Gehemmtsein der Mistel als Signatur des Samenhaften

Beim Studium der Pflanzenentwicklung fällt auf, daß das erste Auftreten der *Samenbildung* bei den nacktsamigen Gewächsen (z. B. unseren Nadelbäumen) eng verknüpft ist mit dem Aufkommen der *Verholzung* und der *baumartigen* Wuchsform. Diese drei Phänomene hängen insofern zusammen, als ihnen allen *Hemmungsprozesse* zugrunde liegen.

Bei der Samenbildung wird nach der Befruchtung und der Veranlagung der Tochterpflanze im Embryo im Innern des Fruchtknotens die weitere Entwicklung gehemmt, Teile der umgebenden Fruchtwand *verholzen* oftmals zur festen Samenschale, diese *löst sich* von dem Zusammenhang mit der Mutterpflanze – die *Samenruhe* tritt ein.

Die *Mistel* zeigt in ihrem Lebenszyklus in fast allen ihren Organen derartige gehemmte Züge: Das Wachstum erfolgt auffallend träge und langsam; nicht nur die Blüten bleiben unscheinbar und reduziert, sondern ebenso das Blatt in seiner anatomischen Differenzierung, das Sproß-System, die Verholzung und die Fruchtwand. Die Mistel entspricht darin dem reifen Embryo im Samen der höheren Pflanzen, der einen einfachsten Keimstengel mit einer Wurzelanlage und Keimblätter erkennen läßt, jedoch keine ausgeformte Anlage von Blüten oder Fruchtorganen.

Wie der Embryo im Samen bis zum Beginn der Keimung noch keine Beziehung zum polar geordneten Raum, zum kosmisch-irdischen Kräftefeld aufnimmt, sondern je nach Krümmung der Samenanlage meist schräg oder sogar um 180° gedreht zur Hauptachse der Mutterpflanze liegt, gleichsam auf dem Kopfe stehend, so nimmt die Mistel – und zwar noch zunehmend im Laufe ihres Lebens – eine *freie* Stellung im Raume ein, auf einen eigenen Mittelpunkt an ihrem Sproßansatz zentriert.

Was sonst mit der Verwachsung der Fruchtblätter zum Fruchtknoten beginnt und einen Innenraum in der Blüte für die Samenbildung schafft, das vollzieht die Mistel in ihrer *ganzen Gestalt* – sie wird gleichsam zu *einem* großen Frucht- und Samenbildungsprozeß, der auf dem Baume parasitiert.

Die Pflanze geht ganz in ihrer *äußeren* Gestalt auf, in Abhängigkeit von ihrem Standort wächst sie *umweltoffen* den Bedingungen entgegen, die dieser ihr bietet; die sich entwickelnde räumliche und zeitliche Pflanzengestalt wird so bis in die chemische Zusammensetzung ihrer Inhaltsstoffe erheblich von den aus dem Umraum einwirkenden kosmischen und irdischen Kräften geprägt. Das *Tier* demgegenüber sondert sich von seiner Umwelt ab, es hat ein *inneres* Zentrum, von dem aus jedes Organ betätigt wird, und stellt somit eine in sich geschlossene Welt, einen Mikrokosmos dar, während die Pflanze gerade durch ihre Umweltoffenheit gekennzeichnet ist.

Das Wachstum der gesunden Organe wird im tierischen und menschlichen Organismus nach *inneren* Bezugspunkten ausgerichtet, es verläuft z. B. in der Schleimhaut des Darmes von der Schleimhautbasis (Basalmembran) zum Darminnenraum hin oder an verletzten Nerven entlang der Bindegewebshüllen derselben, die an verletzten Stellen provisorische Leitstrukturen ausbilden. Bei Mensch und Tier sind es somit keine *äußeren* Kräftefelder wie bei der Pflanze, sondern *innere* Gerüste der Gestaltungskräfte, die die Richtung des Wachstums bestimmen und selbst letztlich von der geistig-seelischen Organisation aufgebaut worden sind. Jede junge neu gebildete Zelle des Organismus kann sehr verschiedene Gestalt und Funktion erhalten, je nach ihrer Prägung durch die Gestaltungskräfte der Organumgebung, in der sie angelegt ist. Sie ist insofern vergleichbar der Pflanze, die sich in ihrem Wachstum nach Kosmos und Erde ausrichtet und gleichzeitig den Bedingungen ihres jeweiligen Standortes anpaßt.

Die *Geschwulst* wird aus ihren Frühformen heraus eigentlich erst bösartig, wenn sie die Grenzflächen, die Leitstrukturen der Organgestaltung *durchsetzt* und in Blut- und Lymphbahnen, in vorgeformte Körperhöhlen oder andere Organe (z. B. Nerven) einbricht. Sie schafft sich damit ihre eigene Räumlichkeit auf ihren Mittelpunkt zentriert, widersetzt sich den das Wachstum *richtenden* und an bestimmten Punkten *hemmenden* Gestaltungskräften des Gesamtorganismus. Über Blut- und Lymphgefäße oder Körperhöhlen kann sie dann eine Art von Geschwulst-Samen, die Metastasen, verbreiten, die mit dem Flüssigkeitsstrom verschleppt werden und dann in bestimmten dafür empfänglichen Organen «auskeimen» können. Diese ziehen sich neue Blutgefäße aus der Umgebung heran und können dann mit gesicherter Nährstoffversorgung – jeweils wieder kugelförmig auf sich zentriert – in die Umgebung hinein sich ausbreiten.

Während die höchstentwickelten bedecktsamigen Pflanzen sich über den *Sommer* in ihrer Blüten- und Samenbildung dieser Innenraumbildung, freieren Beweglichkeit und Abgeschlossenheit in der Bezogenheit auf ein inneres Zentrum *annähern*, eilt die Mistel dieser Entwicklung voraus und sucht gerade in der *winterlichen* Ruhe der übrigen Vegetation den Sprung über das Pflanzensein hinaus zur höheren Freiheit des Tieres zu schaffen.

Dies ist eines der vielen Paradoxe der Mistel – daß sie als eine der höchstentwickelten Pflanzen einerseits *gehemmt* in allen ihren Organen vielfach auf embryonaler Stufe der Gewebedifferenzierung verbleibt und damit auf frühere, einfacher organisierte Entwicklungsstufen pflanzlichen Lebens *zurückfällt*, um gleichzeitig als *ganze* Pflanze der aufsteigenden Entwicklung des Pflanzenreiches hin zur Begegnung mit dem Tierreich *voraus* zu sein.

Was bedeutet nun dieses Gehemmtsein der Ausdifferenzierung der Organe und Funktionen, welches bei der höheren Pflanze vor allem die Samenbildung und bei der Mistel die ganze Pflanze prägt, im Zusammenhang mit dem menschlichen Organismus und dem Krebsproblem?

Die *Hemmung* von Bildemöglichkeiten, die Begrenzung des Wachstums und Verwandlung von leiblichen Bildekräften in geistige bilderzeugende Denk- und Vorstellungskräfte ist ein Grundprinzip gerade der *menschlichen* Entwicklung. Während zum Beispiel die Extremitäten der Säugetiere entweder als Greifhand oder krallenbewehrte Klaue zum Klettern und Jagen, als Schwimmflosse oder als Huf zum schnellen Lauf ausgebildet werden, je nach den speziellen Erfordernissen des jeweiligen Tieres, seinen Lebensgewohnheiten und seiner spezifischen Umwelt, ist die menschliche Hand demgegenüber ein ausgesprochen zurückgehaltenes, wenig festgelegtes und demzufolge vielseitig verwendbares Organ, das gerade dadurch Garant der *Freiheit* menschlichen Handelns sein kann. Was im Tierreich sich in die verschiedensten leiblich fixierten Spezialisierungen hinein differenziert, bleibt bei der menschlichen Gestaltbildung gehemmt, zurückgehalten. Die besonderen Befähigungen werden beim Menschen weit weniger von Geburt an leiblich veranlagt, sondern werden durch Lernen und Üben im Laufe des Lebens erworben.

Auf zellulärer Ebene ist die *Hemmung* der vielfältigen in den Erbanlagen geborgenen Bildemöglichkeiten und die *begrenzende Festlegung* der einzelnen Zelle auf eine bestimmte Struktur und Funktion Grundlage jenes offenbar von der Umgebung her einwirkenden Gestaltungsprozesses, den wir *Zelldifferenzierung* nennen. Eine bösartige Geschwulst kann da entstehen, wo die aufgrund ihrer hemmenden Tätigkeit festlegend-ausreifend wirkenden, *menschliche* Gestaltgebung vermittelnden Kräfte selbst gehemmt sind bzw. an die einzelnen neu gebildeten Zellen nicht richtig herankommen. Es entsteht dadurch an einer bestimmten Stelle des Organismus ein ungerichteter Innenraum, den solche jugendlichen Zellen – der Mistel gleich – mit ihren vielseitigen Bildemöglichkeiten ausfüllen, indem sie – ungenügend gehemmt von außen – allerlei Tätigkeiten und Strukturen aufbauen und bald wieder verwerfen, die der umgebenden Zellengemeinschaft nicht dienen im Sinne einer sinnvollen Organleistung, im Gegenteil sie sogar behindern und schließlich gefährden.

Gesunde Zellen vermehren sich auf einen Wachstumsreiz hin – z. B. bei einer Verletzung – so lange, bis sie allseitig miteinander Seitenkontakt haben und damit wieder eine geschlossene Gewebsschicht um den Organismus bzw. das geschädigte Organ herum bilden – ein Phänomen, das man *Kontakthemmung* nennt und als eine Art «Gespräch» zwischen den Zellen über den Zwischenzellraum hinweg auffaßt. Entsprechend verhalten sich auch gesunde Zellen in der Zellkultur im Labor, die flächig sich ausbreiten, bis der ihnen zur Verfügung stehende Raum bedeckt ist. Bösartige Zellen eines Tumors jedoch runden sich in der Zellkultur ab und wachsen *übereinander* hinweg; die Kontakthemmung und damit die flächenbildende Gestaltungstendenz, die Grundlage der Regeneration und der Wundheilung ist, ist hier verloren gegangen. Ähnlich unbegrenzt können im lebenden Organismus die bösartigen Zellen sich ungehemmt ausbreiten, wo dieses «Gespräch» zwischen Zelle und Umgebung verstummt oder lärmend übertönt wird und der Organismus hier in einem seiner Organbezirke gleichsam zur Retorte wird.

Wie die Mistel als «verunglückte», im Ganzen wie in ihren Teilen unausgereifte Samenpflanze, als «mißratener Baum» betrachtet werden kann, so läßt sich zusammenfassend die Krebsgeschwulst als reduzierte, mangelhaft ausgestaltete, sich selbständig ungehemmt fortpflanzende Scheinorganbildung auffassen, die einen abgesonderten Eigenraum für sich zu behaupten vermag, aus dem sich die dem Wachstum Richtung und Einhalt gebietenden Gestaltungskräfte zurückgezogen haben. Wie die Mistelpflanze überschüssige Ätherkräfte ihres Wirtsbaumes in sich hineinzieht, die sonst in bizarren Rindenauswüchsen der Bäume sich ausleben würden, so kann sie – als Heilmittel in den Organismus gebracht – dem kranken Menschen helfen, den ungehemmt weiter wachsenden Fremdbildungen in sich hemmende Gestaltungskräfte entgegenzuführen.

Wir werden hier noch zu einem weiteren Aspekt gegenbildlicher Entsprechung zwischen Mistelpflanze und Krebsgeschwulst geführt: Durch das Hemmprinzip werden innerhalb der Gestaltung der Organismen vermehrt Bildekräfte *frei* aus der aufbauenden Tätigkeit im Leiblichen, um dann im Sinne von abbildenden Kräften der Bildtätigkeit des Bewußtseins in Vorstellung und Denken zu dienen; dies läßt sich am erwähnten Beispiel der menschlichen Hand aufzeigen, die durch die Hemmung der Ausbildung ihrer leiblichen Organisation im Sinne irgendeiner Spezialisierung Bildekräfte freisetzt, die dem menschlichen Be-greifen und Handeln aus geistiger Freiheit dienen können. Die Mistel schafft gewissermaßen etwas Ähnliches, indem sie durch die gehemmte Ausdifferenzierung ihrer Organe vermehrt und verfrüht Bildekräfte aus ihrem Pflanzenleib freisetzt, die sonst erst mit der Vergeistigung der Pflanze in der Samenbildung frei werden würden. Dieser Überschuß freigewordener Lebenskräfte, die verwandelt Grundlage eines Bewußtseins, d.h. eines seelischen Lebens sein können, verleiht ihr den Charakter des Tier-Pflanzlichen, Faszinierenden, Giftig-Geheimnisvollen.

Während der Tumor eine Verphysifizierung des Organismus, ein Dem-Geistigen-Entfallen und Der-Außenwelt-Verfallen des Organismus darstellt, welches mit einer mangelnden Verwandlung (oder sekundären Rückverwandlung) ätherischer Bildekräfte zu Denk- und Vorstellungskräften zusammenhängt (vgl. Treichler, S. 86 ff.), hat die Mistel gerade umgekehrt freie Bildekräfte, vergeistigende Kräfte in sich versammelt, und vermag so den Kranken in der umwandelnden Tätigkeit des Geistig-Seelischen im Leiblichen zu unterstützen.

Zur klinischen Beurteilung der Mistelwirksamkeit beim einzelnen Patienten

Wie kann man im Umgang mit dem Krebspatienten diese intensivierte Tätigkeit des geistig-seelischen Menschen in seiner Leiblichkeit wahrnehmen? Der wichtigste Hinweis für die eintretende heilende Mistelwirksamkeit in dem hier unter vier Aspekten geschilderten Sinne läßt sich aus der Beobachtung der Anregung des *Wärmehaushaltes* des Kranken gewinnen. Krebskranke haben nicht selten eine Untertemperatur oder eine flache, «starre» Temperaturkurve mit mangelnder Schwankung im Verlaufe eines Tages. Die meisten haben selten oder nie Fieber gehabt, zumindest in den letzten Jahren vor Ausbruch der Erkrankung. Man läßt daher die Patienten mehrmals täglich zu bestimmten Zeiten (z. B. 7, 13, 18, 21 Uhr) ihre Körpertemperatur messen. Wenn unter der Misteltherapie die Tagesschwankung der Körpertemperatur gesteigert wird (auf 0,5–1° C), das mittlere Temperaturniveau angehoben wird, oder wirkliches Fieber bis 38° C oder höher eintritt, so ist das ein wichtiges Indiz dafür, daß der geistig-seelische Wesenskern im Sinne eines angeregten *phosphorischen* Prozesses wieder stärker ordnend, aufbauend und gestaltend in seinen Leib einzutauchen beginnt. Der innere Mensch beginnt sich wieder mehr für seine Leiblichkeit und das Leben in der Welt zu erwärmen, zu «begeistern».

Je nach Lage der Geschwulst kann man in ihrer unmittelbaren Umgebung u. U. *lokale entzündliche Reaktionen* feststellen. Weitere Informationen kann der Arzt aus bestimmten Veränderungen des *weißen Blutbildes* gewinnen (Zahl der weißen Blutkörperchen, insbesondere der Lymphzellen) sowie ggf. aus speziellen Tests zur Beurteilung der *zellgebundenen Immunabwehr* (z. B. Multitest Merieux). Ferner kann man die Mistelwirkung an der Besserung des *Patientenbefindens* beobachten (Rückgang der Schmerzen, Besserung von Schlaf, Appetit, Allgemeinbefinden und seelischer Gestimmtheit) sowie natürlich am weiteren *Verlauf der Krebserkrankung*: Hier läßt sich häufig ein Stillstand oder zumindest eine deutliche Verlangsamung des bösartigen Wachstums, manchmal auch eine Tumorrückbildung erzielen.

Zusammenfassung: Die Heilverwandtschaft zwischen Mistelpflanze und Krebserkrankung

Im Verlaufe unserer vergleichenden Betrachtung hat sich uns wiederholt ergeben, daß die Mistel einerseits gewisse *ebenbildliche* Entsprechungen zur Krebsgeschwulst besitzt, andererseits jedoch im Sinne eines *Gegenbildes* darüber hinausgeht und insofern die Tendenz zum Krankhaften in sich zu verwandeln und damit zu heilen vermag.

In der reduzierten und stark verlangsamten Ausbildung ihrer Organe verfehlt sie das hohe gestaltliche Niveau der zweikeimblättrigen Samenpflanze und gerät so zum Zerrbild, indem sie regressiv Elemente älterer, niedriger pflanzlicher Lebensformen aufgreift und zu einem Konglomerat zusammenfügt, ohne sie in die geschlossene reife Form der Samenpflanze hinaufzuverwandeln.

Mit Hilfe der halbparasitischen Beziehung zu anderen, verholzenden Samenpflanzen (den Wirtsbäumen) und ihrer engen Bindung an die Tierwelt (in Bestäubung und Samenverbreitung) überwindet sie jedoch ihre Reminiszenzen an frühere Formen pflanzlichen Daseins und wird schließlich – wenn auch unter Kompromissen – eine weitgehend eigenständige, lebensfähige Samenpflanze.

Sie entspricht hierin besonders der *leiblichen* Ebene der Krebserkrankung (vgl. Goyert, S. 49 f.) – auf welcher die Krankheit sich durch das Auftreten unausgereifter, dem Organismus fremd bleibender Zusammenballungen von Leibessubstanz zeigt, die dieser nicht ausreichend durchgestalten kann.

Auf der zweiten Ebene der *Lebensvorgänge* (des Ätherischen, vgl. Goyert, S. 50) verbirgt sich die Krebserkrankung im Befinden des Patienten zunächst hinter feinen Störungen grundlegender, *rhythmisch* geordneter Lebensprozesse – wie z. B. der Rhythmen von Nahrungsaufnahme und Verdauung, Arbeit und Erholung,

Schlafen und Wachen, Körpertemperatur, seelischer Stimmungslage; auch das Schmerzerleben, das allerdings häufig erst bei fortgeschrittener Tumorerkrankung auftritt, ist eng mit zentralen rhythmischen Lebensvollzügen des Organismus verknüpft (z. B. der Atmung und Herztätigkeit).

Die *Krebsgeschwulst* selbst entzieht sich der Wahrnehmung des Patienten zu Anfang ebenso wie der Einordnung in die rhythmische Funktionsordnung des Gesamtorganismus und entwickelt in ihren inneren Lebens- und Absterbeprozessen chaotische unrhythmische Schwankungen oder eigensinnige Rhythmen, die dann teilweise ein Mitschwingen mit äußeren, makrokosmischen Rhythmen erkennen lassen, von denen der menschliche Organismus sich eigentlich emanzipiert hat. (So liegt z. B. die Häufigkeit des Neuauftretens von Metastasen beim Mamma-Karzinom (Brustkrebs) im Frühjahr deutlich höher als zu den übrigen Jahreszeiten).

Ähnlich beansprucht die *Mistel* für sich einen gegensinnigen Rhythmus zum gewöhnlichen Gang der Pflanzenvegetation, indem sie über den Winter die Blüte und über das Frühjahr bis zum nächsten Winter die Früchte ausbildet. Im Gegensatz zum Karzinom hält sie sich streng an ihre eigenartige Zeitordnung und gestaltet sie zu einem wirklichen – wenn auch gegenlaufenden – *Rhythmus* aus.

In ihrem Rückzug vor dem Erden- und Wärmeelement ist die Mistel *Gegenbild* der Krebsgeschwulst, die in einer Art von entfesseltem Verbrennungsprozeß eine übermäßige Wärme und mineralisierende Verhärtung entwickelt. Dieser Aspekt der sich absondernden Mistel entspricht im besonderen der *seelischen* Ebene der Krebserkrankung, wo durch den Rückzug der Seele aus dem Leben (bzw. der astralischen Organisation aus der ätherischen) einerseits am Ort des Geschehens ein mangelhaft durchatmeter und durchlichteter Tumorherd sich ausbreitet, andererseits im gesamthaften Lebensvollzug des Menschen der wechselseitige seelische Austausch mit der Welt gehemmt ist und darüber die Farbigkeit des je einmaligen Lebens zu einem Grau blasser Alltäglichkeit verfließt.

«Die allergrünste der Pflanzen» (Tubeuf), die in der Wintersonne goldgelb lichtdurchdrungene Mistel, vermittelt hier *gegenbildlich* Kräfte für die Heilung der durch das Auseinanderstreben des Geistig-Seelischen und des Leiblich-Ätherischen bedrohten Konstitution des Krebspatienten, indem sie lichtdurchstrahltes Luftiges und lebendig durchströmtes Wässriges rhythmisch-atmend ineinanderführt. Die Mistel erweist sich hier als phosphorisches Gegenbild dieser Krankheitsdisposition, bei der im Sinne des überwiegenden Salprinzips das dem Licht- und Wärmehaften entsprechende Seelisch-Geistige des Menschen sich zu stark aus der Leiblichkeit herauszieht. In der Natur ebenso wie im Menschen trägt die Mistel phosphorisch Licht- und Wärmekräfte in jene Bereiche, wo das Salprinzip dominiert und dadurch die Erdenstofflichkeit nach innen hin verhärtet, während sie nach außen hin Licht- und Wärmehaftes freisetzt.

Auf der *geistigen* bzw. *Ich*-Ebene (biographische Ebene, vgl. Goyert, S. 50 f.) wurde die Krebserkrankung geschildert als Folge einer mangelnden Hemmung «vegetativ» (d. h. pflanzensproßartig) wuchernder Zellgruppen bei geschwächten Differenzierungs- und Gestaltungskräften in einem bestimmten Bezirk des Organismus, welche nach Art des Blüten- und Samenbildeimpulses der höheren Pflanzen hemmend und gestaltverfeinernd wirken; ferner als Folge einer aufgrund der ausbleibenden Hemmung der Bildetätigkeit im Leiblichen *mangelnden Metamorphose* von Wachstumskräften in Denk- und Vorstellungskräfte, die von da an dem geistig-seelischen Wachstum dienen sollten (vgl. Treichler, S. 86 ff.).

Geistig schließlich empfindet der krebskranke Mensch häufig ein Dahinwelken von Lebenssinn und -inhalt, da er die innere Kraft, einschneidende biographische Erlebnisse zu überwinden und in Keime einer Neugestaltung des Lebens zu verwandeln – die im bildhaften Vergleich der Samenbildung der höheren Pflanze entspricht –, nur ungenügend freizusetzen und zu entwickeln vermag.

Hemmungsprozesse, die normalerweise am Ende der pflanzlichen Vegetationsperiode die Entwicklung der Keimpflanze im Samen verlangsamen und die Samenruhe als tiefste Zusammenziehung und Vergeistigung der Blütenpflanze einleiten – verbunden mit dem *Absterben* der vegetativ-lebendigen (unverholzten) Pflanzenteile oder der ganzen Mutterpflanze –, prägen die Mistel durch alle ihre Organe und Lebensphasen hindurch in Form von reduzierter, zurückgehaltener Gestaltausbildung und verlangsamter Gestaltentwicklung. Sie kann diese Hemmungskräfte jedoch so handhaben, daß der verfestigende Gegenpol zu der Vergeistigung der Pflanze in der Samenbildung – die Verholzung und damit die Stamm- und Baumbildung – außerhalb ihrer selbst gehalten wird. Dergestalt vereinseitigt sie sich gewissermaßen zu *einer* großen Blüten-, Frucht- und Samenbildung, die auf ihrem abgetrennten Gegenpol – dem Verirdischungsprozeß der Pflanze in der Verholzung (des Wirtsbaumes) – parasitiert, und durchtränkt unbeschwert von frühesten Jugendzeiten an ihren Pflanzenleib mit fruchtig-saftigem Leben, mit Blütenlicht und Samenruhe.

So kann sie frühzeitig noch während ihres Lebens Bildekräfte aus ihrem Pflanzenleib herausziehen (im Sinne jener Vergeistigung, die sonst der Blütenpflanze erst mit der Samenbildung um den Preis des teilweisen oder völligen Sterbens gewährt wird), da ihr der Baum einen Teil der notwendigen Lebensprozesse – nämlich die Auseinandersetzung mit den Erdenkräften, der unbelebten mineralischen Natur – abnimmt.

Wiederum entspricht die Mistel hier gegenbildlich der *Geschwulstbildung*, die den Organismus hemmungslos vegetativ überwuchert und auf einer mangelnden Verwandlung der Bildekräfte vom Leiblichen zum Geistigen hin beruht.

Zum Problem der Wirk- und Inhaltsstoffe

Unsere Mistel enthält eine große Anzahl von interessanten und zum Teil sehr komplizierten Inhaltsstoffen mit differenzierten biologischen Wirkungen, die seit einigen Jahrzehnten Gegenstand intensiver naturwissenschaftlicher Forschung sind.[7] Chemisch handelt es sich v. a. um komplizierte Eiweiße und Zucker sowie Vorstufen und Umwandlungsprodukte dieser beiden Stoffgruppen. Man könnte sie grob in eine immunstimulierende und eine vorwiegend zytotoxisch wirkende (d. h. sich teilende Zellen hemmende) Gruppe einteilen. Sicher ist auch, daß die Wirksamkeit der Mistelgesamtauszüge nicht auf die Wirkung eines oder weniger definierter Inhaltsstoffe zurückgeführt werden kann und zumindest ein Teil der biologischen Wirkungen durch ein Zusammenspiel der Inhaltsstoffe zustande kommt. Außerdem sind aus der Sicht anthroposophisch orientierter Naturwissenschaft und Medizin die durch komplizierte Apparaturen aus dem Mistelsaft extrahierbaren Stoffe nicht Ursache und Ausgangspunkt der Mistelwirksamkeit, wie es das materialistische Konzept von «Hauptwirkstoffen» der Pflanzen annimmt, sondern selbst nur ein *Ausdruck* der heilenden Wirk*kräfte* der Mistelpflanze.

Experimentelle Beobachtungen zur Wirksamkeit der Mistel beim Tier und an menschlichen Zell- und Gewebekulturen

In vielen Experimenten und Tierversuchen konnte eine weitgehend selektive *wachstumshemmende Wirkung* von Mistelpräparaten auf tierische Tumoren und Gewebekulturen menschlicher und tierischer Geschwülste nachgewiesen werden.[8] Vielfach konnte man ferner unter der Misteltherapie eine vermehrte *Strukturierung der Bindegewebsgrundsubstanz* und *Abgrenzungsreaktionen in der Umgebung der Geschwulst* bis hin zur festen bindegewebigen Einkapselung des betreffenden Tumors beobachten.[9]

Des weiteren vermag die Mistel eine deutliche Stimulation der körpereigenen blutgebundenen und zellvermittelten *Immunabwehr* auf verschiedenen Ebenen zu erzeugen.[10]

Wenngleich diese experimentellen Ergebnisse weitgehend mit den klinischen Erfahrungen am Krankenbett übereinstimmen, muß jedoch beachtet werden, daß an Pflanzen, Tieren oder Zell- und Gewebekulturen gewonnene Beobachtungen nicht ohne weiteres auf den kranken Menschen übertragen werden können.

Zur pharmazeutischen Verarbeitung und praktischen Anwendung der Mistelpräparate

Die Mistel wird in der Regel als ganze Pflanze (ohne Senker) zu bestimmten Zeitpunkten im Sommer und im Winter geerntet und möglichst frisch und schonend zu getrennten Preßsäften verarbeitet, dem «Sommersaft» und «Wintersaft».

Die beiden in ihrer Zusammensetzung deutlich verschiedenen Auszüge werden dann erst im abgeschlossenen rundlichen Raum einer Rotationsapparatur zusammengebracht, wo sie – abgeschirmt von den Einwirkungen der Außenwelt – einem komplizierten rhythmischen Dynamisierungsprozeß unterworfen werden:

Der *Wintersaft* befindet sich in einer horizontal rotierenden Kreisbewegung, so daß anstelle der auf den Erdmittelpunkt gerichteten Schwerkraft Zentrifugalkräfte wirksam werden, die vom Drehmittelpunkt in der Apparatur selbst ausgehen.

Der *Sommersaft* tropft vertikal der Schwerkraft folgend in den rotierenden Wintersaft ein, so daß sich die beiden Strömungen in spiraliger Form durchdringen.

Von der Gestalt her betrachtet finden wir in der Samenpflanze eine vertikal organisierte radiale (lineare) Gestaltbildungstendenz, die in der Schwerkraft auf den Erdmittelpunkt bezogen ist und Wurzel und Stengel bis in den Blütenboden hinein bestimmt (vertikale Organisation).

Andererseits haben wir eine *sphärische* Tendenz der Gestaltbildung, die die Blüte mit ihren Innenorganen bis hin zum Fruchtknoten durchformt und die Spreite der Laubblätter rundet: Hier gestaltet die Pflanze sich rundlich-horizontal, dem kosmischen Umkreis entsprechend (horizontale Organisation).

Aus der *Durchdringung* von horizontal-kreisender Bewegung in Blüten und Blättern und der vertikal-linearen Tendenz in Wurzel und Stengel entsteht die *Spirale,* die den mittleren, rhythmisch geordneten Bereich der Samenpflanze – den vegetativen Sproß – gestaltet und z. B. in der spiraligen Stellung der Laubblätter an der Sproßachse sichtbar wird. In der Blüte wird diese Spirale gestaucht (vgl. die Blütenblattspirale einer Rose oder Pfingstrose), in der Wurzel gleichsam bis ins Unendliche gedehnt.

In der horizontalen Rotation des Wintersaftes wird so gewissermaßen ein Abbild der drehenden Planetenwelt, unseres kosmischen Umkreises entworfen, der sich in der Blütenbildung ein höchstes Abbild im Pflanzlichen schafft, und dem sich die Mistel gerade zur Winterszeit öffnet, in der sie ihre Blüte und Fruchtreife erlebt und als ganzer Strauch in der Wintersonne «erblüht».

Es ist dies auch die Horizontale, in der das Tierische auf der Erde herumgeht, das – jedenfalls in seinen höheren Organisationsformen, z. B. als Wirbeltier – mit waagerechter Hauptachse der Erdoberfläche parallel organisiert ist, und dem gerade die Wintermistel nahezukommen versucht.

Die aufrechte Vertikale ist demgegenüber die wichtigste Gestaltachse der pflanzlichen und menschlichen Organisation; an ihr orientiert sich die Pflanze in den ersten, vegetativen Stadien ihrer Entwicklung (bis zur Veranlagung der Blüten), in denen sie Wurzel, Stengel und Laubblätter hervorbringt – und ebenso die Mistel in ihrer vegetativen Sproßphase, die wie die Keimung über den Sommer verläuft. Der Saft der Sommermistel ist somit mehr *pflanzlich,* von den vegetativen Wachstumskräften geprägt, während die Wintermistel stärker *tierisch* imprägniert erscheint – von kosmischen Kräften durchdrungen, denen auch das Tier seine zu freier Ortsbewegung befähigte Gestaltbildung verdankt.

Der pharmazeutische Dynamisierungsprozeß in der rotierenden

Strömungsmaschine *verstärkt* somit in der Abgeschlossenheit des rundlichen Innenraumes die Polarität der beiden gegenläufigen Tendenzen in der Mistelbildung, um sie dann in der merkuriellen Geste der Spiralbewegung miteinander zu verbinden, so daß eine in ihrer Eigenart weitergeführte, akzentuierte Mistel mit gesteigerter Wirksamkeit entsteht (vgl. Abb. 5). Der so dynamisierte Saft wird dann durch Verdünnung oder Potenzierung auf die notwendige Konzentrationsstufe geführt.

Das hier geschilderte *Grundprinzip* der Mistelverarbeitung wurde von den verschiedenen Herstellern auf unterschiedliche Weise realisiert, angeregt jeweils durch verschiedene Eigenschaften und Besonderheiten der Mistelpflanze, so daß in den einzelnen Mistelpräparaten und ihren Abwandlungen durch Wirtsbaum, Metallzusatz, Fermentation und andere Prozesse dem Arzt ein großes Spektrum von in verschiedener Richtung akzentuierten Mistelsäften zur Verfügung steht.

Die *Anwendung* erfolgt von seltenen Ausnahmen abgesehen als Injektion. Ähnlich der Infektion des Wirtsbaumes durch den Senker geht so die Mistel dem Patienten gleichsam «unter die Haut», als ein Fremdkörper, mit dem sich der Organismus stärker auseinandersetzen muß, als wenn er den normalen Weg der Stoffe in den Organismus durch den Verdauungstrakt nehmen würde, wo seine Fremdsubstanz leichter verdaut und überwunden werden könnte.

Bei fortgeschrittener Krebserkrankung, vor allem dann, wenn die subcutane Anwendung ungenügende Wirksamkeit zeigt, werden zusätzlich manchmal intravenöse Mistelinfusionen, in der Regel einmal pro Woche, durchgeführt: Der Mistelsaft tropft dann stark verdünnt unmittelbar in das Innerste, in das zirkulierende Blut des Menschen hinein, so daß sein geistiger Wesenskern in seiner Tätigkeit im Leiblichen direkter angesprochen und tiefer herausgefordert wird, was oft zu einer stärkeren Fieberreaktion und damit intensiveren Aktivierung von Abwehrkräften führt.

Die Injektion erfolgt in der Regel *frühmorgens* beim Aufstehen, also zu jener Tageszeit, wo das Geistig-Seelische des Menschen sich erneut an die Leiblichkeit bindet, indem es sie tätig werdend

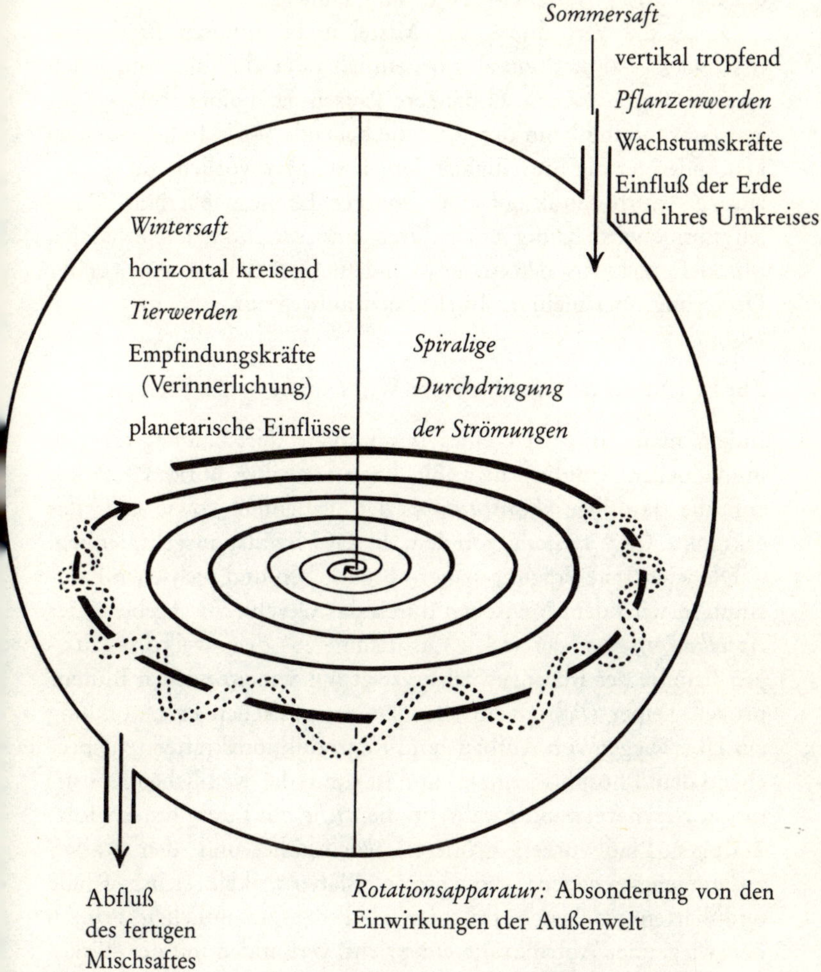

Abb. 5: Prinzip der Strömungsbearbeitung der Mistelsäfte (Entwurf des Verf. Die Pfeile können nur das Grundprinzip des Mischungsprozesses von Sommer- und Wintersaft in stark schematisierter Form andeuten – nicht etwa den realen Verlauf der Strömungen!)

ergreift – entsprechend dem Inkarnationsweg der Wesensglieder, der mit einer physischen Erwärmung einhergeht.

Durch die Verordnung der Mistel in bestimmten *Injektionsrhythmen* – z. B. dreimal wöchentlich oder durchlaufend jeden zweiten Tag – sowie u. U. längere Pausen nach einer mehrwöchigen Anwendung kann der Arzt die heilende Wirksamkeit verstärken, indem er die Einseitigkeit der Mistel, ihre Vorliebe für gegenläufige Antirhythmik auf einer höheren Ebene wiederholt. Diese Rhythmik wird häufig noch durch eine Variation der jeweiligen Mistel-Einzeldosis betont, etwa indem man Serien ansteigender Dosierung über mehrere Injektionen hinweg aufbaut.

Zur Bedeutung der verschiedenen Wirtsbäume in der Therapie

Indem man die Mistel eines bestimmten Wirtsbaumes für den individuellen Kranken auswählt, kann man ihre Wirkung stärker auf die jeweilige *Konstitution* des Patienten sowie auf das erkrankte *Organsystem,* von dem die Geschwulst ausgeht, lenken.

Die wichtigste Prägung seiner körperlichen und seelischen Konstitution wird dem Menschen durch das Geschlecht gegeben. Der *Apfelbaum,* einer der vielen Obstbäume aus der zweikeimblättrigen Familie der Rosengewächse, zeigt mit seinem reichen Blütenprozeß, seiner wäßrig schwellenden, aromatischen Fruchtbildung ein Überwiegen von Aufbau- und Reproduktionskräften (entsprechend dem Phosphorprinzip) und ist somit der weiblichen Konstitution wesensverwandt, während die *Eiche* mit ihrem festen Holz, kräftiger Pfahlwurzel, größerer Wuchshöhe und den stärker zusammengezogenen, gebuchteten Blättern, kalkreicher Rinde und harten trockenen Früchten eher dem männlichen Prinzip überwiegender Abbaukräfte entspricht, verbunden mit der stärkeren Hinneigung zum Irdischen, Mineralisierenden, Verhärtenden (Sal-Prinzip). Daher wird – insbesondere bei Erkrankungen der Stoffwechsel- und Urogenitalorgane – für den männlichen Patienten oft die Eichenmistel und für die weibliche Konstitution häufiger die Apfelbaummistel gewählt.

Die *Nadelbäume* mit ihrem gehemmten, verlangsamten Wachstum, ihren mehrjährigen Vegetationsrhythmen, der geometrisierenden kristallähnlich verfestigt wirkenden Gestaltbildung und der streng mittelachsen-betonten, spiegelsymmetrischen Verzweigung und ihrer zähen Lebensfähigkeit, die sie auch in kalten Wintern, nördlichen Gegenden und Hochgebirgen überleben läßt, entsprechen im Menschen den Organen des *Nerven-Sinnes-Systems* (und verwandten Organsystemen wie dem festen Bindegewebe und Knochen), die durch stark verlangsamte bis aufgehobene Zellteilungsfähigkeit, Achsensymmetrie, geringe Kälteempfindlichkeit und einen insgesamt stark reduzierten und verlangsamten Stoffwechsel – einem langsamen Ersterben gleich – ausgezeichnet sind.

Unsere *Laubbäume* zeigen als Zweikeimblättrige demgegenüber relativ mehr krautig-vegetative Züge, aufgehobene Spiegelsymmetrie bei fehlender Mittelachse in der Verzweigung der Krone, weniger Verfestigungstendenzen, ein schnelleres Wachstum, wechselnde Belaubung im Rhythmus der Jahreszeiten, größere Wärmebedürftigkeit mit weitgehend aufgehobener Photosynthese und Säftezirkulation im Winter und intensivere Blüten- und Fruchtprozesse – insbesondere bei unseren Obstbäumen. Unser Apfelbaum z. B. stellt gleichsam den Gegenpol zu Tanne und Fichte dar, der im Menschen den Organen und Funktionen des *Stoffwechselsystems* entspricht, welches durch asymmetrische Organanlage, intensive Zellneubildung und -abstoßung, Wärmebedürftigkeit und das Überwiegen von Aufbauprozessen gekennzeichnet ist.

In den Prozessen des menschlichen Stoffwechselsystems dominiert ebenso wie in der Laubbaumbildung das *phosphorische* Prinzip der Bindung des Licht- und Wärmehaften im Substanzaufbau, entsprechend dem Eintauchen der geistig-seelischen Wesensglieder in die Leiblichkeit.

Im *Nerven-Sinnes-System* hingegen überwiegt im ganzen gesehen ebenso wie in den Nadelbäumen das *Sal-Prinzip:* Durch überwiegenden Abbau und Substanzzerfall bei Hemmung des Aufbaus wird Licht- und Wärmehaftes freigesetzt, was im Menschen als

Bewußtseinslicht, als Gedankenleben erscheint und auf dem partiellen Freiwerden der geistig-seelischen Organisation aus der Leiblichkeit beruht.

Daher kann man mit der Mistel von Tanne oder Kiefer die Wirkung mehr gegen das Nerven-Sinnes-System hin, mit der Laubholzmistel – insbesondere vom Apfelbaum – die Wirkung mehr zu den Organen des Stoffwechselsystems lenken.

Innerhalb der beiden Gruppen werden dann auf ähnliche Weise weitere Differenzierungen und Polarisierungen möglich, z. B. zwischen der frühlingshaft durchlichteten, biegsam beweglichen, umweltoffenen Birke und dem relativ abgeschlossenen, eigenraumbezogenen, verfestigten Eichbaum, so daß der Arzt je nach dem Geschwulsttyp und seinem Sitz sowie der individuellen Konstitution des Kranken eine in bestimmter Richtung nuancierte Mistel auswählen kann, die während ihres Lebens die spezifisch geprägten Lebenskräfte einer besonderen Wirtsbaumart in sich aufgenommen hat.

Medikamentöse Begleittherapie zur Mistelbehandlung

Die Mistel stellt *das* zentrale Heilmittel für die Krebskrankheit in der anthroposophischen Medizin dar. Darüber hinaus wird je nach den Erfordernissen des individuellen Kranken neben der künstlerischen und Gesprächs-Therapie häufig eine ergänzende medikamentöse Behandlung im Hinblick auf bestimmte Begleitbeschwerden des Kranken (wie z. B. Schlafstörungen, Appetitlosigkeit, Verstopfung) oder auf drohende oder eingetretene Komplikationen (z. B. Blutungen aus dem Tumor) verordnet. Auch Tumorschmerzen können in vielen Fällen mit spezifisch für die jeweilige Schmerzform und die Konstitution des Patienten ausgewählten homöopathisch potenzierten bzw. anthroposophischen Arzneimitteln gezielt gelindert werden.[11]

Manchmal werden unter einer Misteltherapie alte Krankheitsherde erneut angefacht, insbesondere chronisch wiederkehrende Entzündungen, die bei dem Patienten bisher nicht ausheilen konnten bzw. unterdrückend behandelt wurden (z. B. mit fiebersenkenden Mitteln). Unter der Misteltherapie und einer gezielten unterstützenden Behandlung mit weiteren anthroposophischen Arzneimitteln wird man dann unter allen Umständen versuchen, die Erkrankung jetzt ohne unterdrückende Maßnahmen zu einer Ausheilung zu bringen. Eine so aus eigenen Kräften durchgestandene akute Erkrankung bringt – insbesondere dann, wenn sie mit Fieber einhergeht – nach zahlreichen Beobachtungen in der Regel eine Kräftigung des Organismus mit sich und hat daher positive Bedeutung für den weiteren Verlauf der Krebserkrankung.

Anmerkungen

1 Tubeuf, K. F. v.: «Monographie der Mistel». – München 1923.
2 Steiner, R.: «Anthroposophische Menschenerkenntnis und Medizin» (GA 319). – Dornach [2]1982.
3 Zu der hier zugrundeliegenden Auffassung der Entwicklungsstufen des Pflanzenreichs ist eine ausführliche Darstellung von L. Simon und F. Marian in Vorbereitung.
4 Scheving, L. E. et al.: «Chronobiology of Cellular Proliferation: Implications for Cancer Chemotherapy», in: Biological Rhythmus and Medicine, hrsg. von A. Reinberg, S. 79–130. – New York 1983.
5 Engel, J. M.: «Thermographie: die andere Dimension der Diagnostik». – Deutsche Medizinische Wochenschrift 106 (1981), S. 879–881.
6 Gautherie, M. / Haehnel, P. / Walter, J. P.: «Thermobiologische Beurteilung benigner und maligner Brusterkrankungen». – Geburtshilfe und Frauenheilkunde 45 (1985), S. 2–20.
7 Literaturübersicht siehe bei: Riberau-Gayon, G.: «Wirkstoffe der Mistel», in: Misteltherapie – eine Antwort auf die Herausforderung Krebs, hrsg. von R. Leroi, S. 87–99. – Stuttgart 1987. Luther, P. / Becker, H.: «Die Mistel, Botanik, Lektine, medizinische Anwendung» – Berlin 1987.

8 Hajto, T.: «Aktuelle Resultate aus dem Immunologie-Labor der Lukas-Klinik», in: Misteltherapie – eine Antwort auf die Herausforderung Krebs, hrsg. von R. Leroi, S. 138–147. – Stuttgart 1987.

Hülsen, H. / Mechelke, F.: «The influence of a Mistletoe preparation on Suspension cell cultures of human Leukemia and human Myeloma cells». – Arzneimittel-Forschung / Drug Research 32 (1982), S. 1126–1127.

Hülsen, H. / Doser, C. / Mechelke, F.: «Differences in the in vitro effectiveness of Preparations produced from Mistletoes of various host trees». – Arzneimittel-Forschung / Drug Research 36 (1986) S. 433–436.

Ulrich, W. / Mechelke, F.: «Reaktion der In-vitro-Kulturen von menschlichen Fibroblasten, He-La-Zellen und von murinen L-Zellen bei Applikation eines Präparates aus Viscum album L.» – Arzneimittel-Forschung / Drug Research 30 (1980), S. 1722–1725.

9 Heine, H.: «Mistelpräparate (Viscum album L.)». – Zeitschrift für Phytotherapie 6 (1985), S. 67–72.

10 Bloksma, H. et al: «Stimulation of Humoral and Cellular Immunity by Viscum Preparations». – Planta Medica 46, 4 (1982), S. 2–8.

Hajto, T. / Lanzrein, C.: «Natural Killer and Antibody-Dependent Cell-Mediated Cytotoxicity Activities and Large Granular Lymphocyte Frequencies in Viscum Album-Treated Breast Cancer Patients». – Oncology 43 (1986), S. 93–97.

Heusser, P.: «Immunologische Resultate der Mistelbehandlung», in: Misteltherapie – eine Antwort auf die Herausforderung Krebs, hrsg. von R. Leroi, S. 119–137. – Stuttgart 1987.

Laue, H. B. von / Jacobi, U.: «Immunstimulierende Wirkung einer Misteltherapie mit Abnobaviscum® in der onkologischen Nachsorge». – Deutsche Zeitschrift für Onkologie 20 (1988), S. 68–72.

Leroi, R. et al: «Neue experimentelle Resultate der Iscadorforschung». – Krebsgeschehen (1984), 1, S. 11–18.

Leroi, R.: «Nichttoxische Tumortherapie am Beispiel der Mistel», in: Chirurgische Onkologie, hrsg. von H. Denck und K. Karrer, S. 255–265. – Weinheim 1984.

11 Simon, L.: «Schmerztherapie mit homöopathisch potenzierten Heilpflanzen». – Heidelberg 1987.

ders.: «Klinische Therapie des Tumorschmerzes mit homöopathisch potenzierten Natursubstanzen – ein Beitrag zur Begleitbehandlung von Krebspatienten in Ergänzung der Misteltherapie». – Therapeutikon 2 (1989), S. 40–47.

Erklärung wichtiger medizinischer Fachausdrücke

affektiv	empfindungsmäßig
amorph	gestaltlos
Arteriosklerose	Arterienverkalkung
canzerogen	krebserregend
Cervix-Karzinom	Gebärmutterhals-Krebs
Epidemiologie	Lehre der Verteilung von übertragbaren und nichtübertragbaren Krankheiten
Exposition	Ausgesetztsein z. B. einem Krankheitserreger
Halluzination	krankhafte Sinnestäuschung
Hemisphäre	hier: Hirnhälfte
Histologie	Lehre von den Geweben des Körpers
Humoralpathologie	Säfte-Krankheitslehre
inauguriert	eingeleitet im Sinne von begründet
Indikation	therapeutische Verordnung
Kapillare	kleinste Blutgefäße
Konstitution	in dem hier gemeinten Sinn das Zusammenwirken der leiblichen und seelisch-geistigen Wesensglieder in der physischen Organisation
Mamma-Karzinom	Brustkrebs
Manifestation	Erkennbarwerden z. B. einer Krankheit
Metastasierung	Tochtergeschwulst-Ausbreitung
Morbus Hodgkin	Lymphdrüsenkrebs

nekrotisiert	zum Tode tendierend
Neoplasie	Neubildung
Onkologie	Lehre von der Geschwulstkrankheit
Pathogenese	Krankheitsentstehung
Pathologie	Krankheitslehre
Phänomenologie	Lehre von den Erscheinungen
prämorbide	vor der Erkrankung
prophylaktisch	vorsorglich
prospektiv	vorausblickend, vorhersagend
Psychoonkologie	Verbindung von Psychologie und Krebsgeschwulstlehre
Psychopathologie	Lehre der seelischen Krankheitserscheinungen
Regression	Rückschritt, Rückentwicklung
retrospektiv	rückblickend
sklerotisierend	zur Sklerose tendierend (verhärtend)
ubiquitär	überall
Zellularpathologie	Krankheitslehre auf der Grundlage der Zellenlehre, von R. Virchow begründet im letzten Drittel des 19. Jahrhunderts

Verzeichnis anthroposophisch-therapeutischer Einrichtungen

Kliniken

Inland (nach Postleitzahlen geordnet):

Deutsches Rotes Kreuz und Freimaurer Krankenhaus Hamburg Rissen – anthroposophisch-medizinische Abt. –	Suurheid 20 2000 Hamburg 56	Telefon (0 40) 81 84 85
Herdecke Gemeinnütziges Gemeinschaftskrankenhaus	Beckweg 4 5804 Herdecke	Telefon (0 23 30) 6 21
Augenklinik Dr. Schad	Schönleitstraße 11 7000 Stuttgart	Telefon (07 11) 24 56 79
Filderklinik Gemeinnütziges Gemeinschaftskrankenhaus	Im Haberschlai 7 7024 Filderstadt-Bonlanden	Telefon (07 11) 7 70 30
Paracelsus-Krankenhaus	Burghaldenweg 60 7263 Bad Liebenzell-Unterlengenhardt	Telefon (0 70 52) 20 41
Klinik Öschelbronn	Am Eichhof 7532 Niefern-Öschelbronn	Telefon (0 72 33) 6 80
Heilstätte Sieben Zwerge Fachklinik für Drogenkrankheiten	Postfach 1110 7777 Salem-Oberstenweiler	Telefon (0 75 44) 15 28

Friedrich Husemann Klinik Fachklinik für Psychiatrie	7801 Buchenbach bei Freiburg	Telefon (0 76 61) 39 20
Ebereschenhof Therapeutische Gemeinschaft für Kinder- und Jugendpsychiatrie	7861 Neuenweg	Telefon (0 76 73) 78 91
Kreiskrankenhaus Heidenheim Homöopath. Abt. Frau Dr. Kusserow	Schloßhaustraße 100 7920 Heidenheim	Telefon (073 21) 3495 23

Ausland:

Brasilien: Clinica Tobias	 Rua Regina Badra, 576 04641-São Paulo	 Telefon (00 55 11) 2 47 37 99
England: Park Attwood Clinik	 Trimpley, Bewdley Worcs. DY 12 1 RE	
Niederlande: Willem Zeylmans van Emmichoven Kliniek Medisch Centrum Berg en Bosch	 Professor Bronkhorstlaan 10 NL-3720 AK Bilthoven	 Telefon (0 30) 79 08 12
Rudolf-Steiner-Kliniek	Nieuwe Parklaan 58 NL-5297 LD Den Haag	
Schweden: Dr. Andersen Vida-Klinik	 Postfach 1654 S-15300 Jaerna	
Schweiz: Merian-Iselin-Spital Anthroposophische Belegabteilung für innere Medizin	 Föhrenstraße 2 CH-4054 Basel	 Telefon (0 61) 44 00 81

Lukas Klinik	Brachmattstraße 19 CH-4144 Arlesheim	Telefon (0 61) 72 33 33
Ita Wegman Klinik	Pfeffingerweg 1 / Stollenrain CH-4144 Arlesheim	Telefon (0 61) 72 10 11
Bauverein Paracelsus-Klinik z. Hd. Herrn Bächi	Oescherstraße 21 CH-8702 Zollikon	

Sanatorien:

Inland (nach Postleitzahlen geordnet):

Sanatorium Schloß Hamborn	4799 Borchen – Schloß Hamborn	Telefon (0 52 51) 3 80 91
Kurklinik für Dynamische Therapie – Studenhof –	7821 Dachsberg- Urberg über St. Blasien	Telefon (0 76 72) 7 39
Sanatorium Sonneneck	Kanderner Straße 18 7847 Badenweiler	Telefon (0 76 32) 75 20
Sanatorium Haus am Stalten	7853 Steinen- Endenburg	Telefon (0 76 29) 4 71

Ausland

Niederlande: Therapiehuis de Maretak	 Emmastraat 2 NL-3972 EZ Driebergen
Österreich: Diät- und Kneipp-Sanatorium Dr. Felbermeyer	 A-6793 Gaschurn/ Montafon
Schweiz: Therapeutische Gemeinschaft Ringoldingen	 CH-3762 Erlenbach

Casa Andrea Cristoforo Kurheim	CH-6612 Ascona Collina	

Therapeutika:

Künstlerisches Therapeutikum Hamburg e. V.	Alfredstr. 37 2000 Hamburg 26	Telefon (0 40) 25 69 69
Therapeutikum in denBergstedter Walddörfern, Frau Rick, Rudolf-Steiner-Schule	 Chaussee 203 2000 Hamburg 65	Telefon (0 40) 6 04 70 90
Ottenser Brücke e. V.	Präsident-Krahn- Straße 8 2000 Hamburg- Altona	Telefon (0 40) 38 63 68
Therapeutikum Schloßstraße Dr. Köllmann	Schloßstr. 112 2000 Hamburg 70	Telefon (0 40) 6 52 66 22
Therapeutikum Phönix	Wilsdorfer Str. 102 2100 Hamburg 90	Telefon (0 40) 7 65 50 65
Therapeutikum Kiel e. V.	Hofholzallee 151 2300 Kiel	Telefon (04 31) 52 16 95
Initiativgruppe Hannover im Verein für ein erweitertes Heilwesen e. V. Brigitte Weiß	Im Hespe 35 3008 Garbsen 4	Telefon (0 51 31) 84 85
Patienteninitiative Kassel e. V. im Anthroposophischen Zentrum	Wilhelmshöher Allee 261 3500 Kassel	Telefon (05 61) 6 33 89
Elisabeth-Therapeutikum	Ockershäuser Allee 21 3550 Marburg	Telefon (0 64 21) 3 51 37
Therapeutikum Dortmund e. V.	Reinoldistr. 2–4 4600 Dortmund	Telefon (02 31) 52 84 59

Therapeutikum am Mergelteich Meike Gartmann	Mergelteichstr. 7 4600 Dortmund	Telefon (02 31) 71 94 72
Merkur-Therapeutikum Bielefeld Herr Scharmacher, c/o Dr. Eisenmeier	Wintersheide 20 4800 Bielefeld 11	Telefon (0 52 05) 30 28
Verein zur Förderung eines anthroposophisch erweiterten Heilwesens zu Köln e. V. Tobias-Verein Köln	Lothringer Str. 40 5000 Köln 1	Telefon (02 21) 32 68 65 und 32 20 64
Therapeutikum im «Zur Linden Haus» Eva Kohlhaas	Hornackerstr. 5 5220 Troisdorf	Telefon (0 22 41) 7 47 37
Freies Forum Trier e. V.	Saarstr. 41 5500 Trier	Telefon (06 51) 4 51 21
Therapeutikum Wuppertal e. V. Dr. med. Eva Held	Wall 3 5600 Wuppertal 1	Telefon (02 02) 44 79 90
Benediktus-Therapeutikum Herdecke Praxis Dr. Walbaum	Bahnhofstr. 40 5804 Herdecke	Telefon (0 23 30) 62 39 30
Therapeutikum Witten Dr. Meining	Steinstr. 19 5810 Witten	Telefon (0 23 02) 2 40 28
Frankfurter Therapeutikum im Hause Aja Textor-Goethe	Hügelstr. 69 6000 Frankfurt 50	Telefon (069) 53 09 31 40
Michaeltherapeutikum Buchschlag	Forstweg 11 6072 Dreieich- Buchschlag	Telefon (0 61 03) 6 63 50
Verein für ein erweitertes Heilwesen e. V. Arbeitsgruppe Darmstadt	Bessunger Str. 55 6100 Darmstadt	Telefon (0 61 51) 66 49 47
Raphael-Therapeutikum Oberursel	Liebfrauenstr. 22 6370 Oberursel	Telefon (0 61 71) 5 39 63

Michael-Therapeutikum Heidelberg	Roonstr. 9 6900 Heidelberg	Telefon (062 21) 48 02 23
Therapeutikum am Kräherwald e. V. Dr. med. Claudia McKeen	Rudolf Steiner Weg 10 7000 Stuttgart 1	Telefon (07 11) 2 57 32 28
Therapeutikum Sillenbuch Dr. med. Richard Wagner	Kirchheimer Str. 45 7000 Stuttgart 75	Telefon (07 11) 47 42 32
Therapeutikum Winterbach	Weiherstr. 8 7065 Winterbach	Telefon (0 71 81) 7 68 68
Beratungsstelle für Lebensfragen und Soziale Hygiene Irmgard Hillesheim	Hauptstr. 26 7230 Göppingen	Telefon (0 71 61) 7 77 99 und 4 18 10
Verein für Künstlerische Therapie und gesunde Lebensweise e. V.	Nauklerstr. 13 7400 Tübingen	Telefon (0 70 71) 2 10 24
Janusz Korczak Institut für medizinisch-pädagogische Menschenkunde Joachim Fischer, Arzt für Allgemeinmedizin	Hirschstr. 5 7448 Wolfschlugen	Telefon (0 70 22) 5 44 10
Heilpädagogisches Sozialwerk Freiburg e. V. Künstlerisches Therapeutikum	Urachstr. 44 7800 Freiburg	Telefon (07 61) 7 16 58
Künstlerisch-therapeutische Arbeitsgruppe im Haus Columban, Frau Soyez	Bismarckstr. 2 7860 Schopfheim	Telefon (0 76 22) 97 19
Therapeutikum Wangen e. V. Philipp Lenzen	F.-J.-Spiegler-Str. 4 7988 Wangen/Allgäu	Telefon (0 75 22) 31 00
Verein für ein erweitertes Heilwesen Arbeitsgruppe München e. V.	Rauchstr. 20 8000 München 80	Telefon (0 89) 98 90 54

Weitere Auskünfte durch:

Gesellschaft Anthroposophischer Ärzte	Trossinger Str. 53 7000 Stuttgart 75	Telefon (07 11) 47 15 01
Beratungsstelle anthroposophischer Einrichtungen im DPWV	Haussmannstr. 6 7000 Stuttgart 1	Telefon (07 11) 2 63 71 67 (nachm. ab 14.30–17.00 Uhr)
Berufsverband Heileurythmie e. V.	Heubergstr. 15 7000 Stuttgart 1	
Verein für ein erweitertes Heilwesen e. V.	Joh.-Kepler-Str. 58 7263 Bad Liebenzell-Unterlengenhardt	Telefon (0 70 52) 5 67
Berufsverband Künstlerische Therapie auf anthroposophischer Grundlage e. V.	Urachstr. 40a 7800 Freiburg	Telefon (07 61) 7 16 58
Verein für ein anthroposophisch erweitertes Heilwesen	Stollenrain 15 CH-4144 Arlesheim	
Arbeitsgemeinschaft für anthroposophisches Heilwesen	Südtiroler Str. 16 A-4020 Linz	
Vereinigung anthroposophisch-orientierter Ärzte in der Schweiz – Sonnenhof Dr. med. Christof Grob	Obere Gasse 10 CH-4144 Arlesheim	
Arbeitsgemeinschaft österreichischer Ärzte für anthroposophisch-erweiterte Medizin Dr. med. Reinald Thetter	Spiegelgasse 10 A-1010 Wien	

Über die Autoren

Dr. med. Andreas Goyert, geboren 1949. Besuch der Freien Waldorfschule am Kräherwald in Stuttgart bis zum Abitur 1968. Nach drei Semestern Studium der Landwirtschaft Medizinstudium in Homburg/Saar und Mannheim–Heidelberg. Ausbildung zum Internisten bei Prof. Heinkel in Stuttgart. Seit 1982 an der Filderklinik tätig, darunter eineinhalb Jahre in der Abteilung für Künstlerische Therapie und Psychosomatik bei Dr. Treichler. Arbeitsschwerpunkte sind Erkrankungen des Stoffwechselsystems und Tumorerkrankungen.

Markus Treichler, geboren 1947. Waldorfschüler in Stuttgart. Studium der Philosophie, Psychologie und dann Medizin an verschiedenen Universitäten. Klinische Tätigkeit in der Inneren Medizin, Psychosomatik, Neurologie und Psychiatrie an verschiedenen Kliniken. Seit 1987 leitender Arzt der Abteilung für Psychosomatische Medizin, Künstlerische Therapie und Heileurythmie an der Filderklinik.

Pirkko Ollilainen, geb. 1954 in Nurmes, Finnland. Schulbesuch in Finnland. Anthroposophisch-heilpädagogische Ausbildung in Finnland und England. Anschließend Eurythmieausbildung in England und Deutschland und Heileurythmie-Ausbildung in Stuttgart. Seit 1977 in der Filderklinik als Heileurythmistin tätig. Umfangreiche Lehr- und Kurstätigkeit in der Ausbildungsstätte für Heileurythmie in Stuttgart und verschiedenen medizinischen Einrichtungen. Haupttätigkeitsbereich in der Krebsbehandlung.

Dr. med. Ludger Simon, geboren 1957, studierte Medizin und Geisteswissenschaften in Münster, Zürich und Würzburg. Seit 1984 Assistenzarzt an der Filderklinik, Abteilung Innere Medizin. Derzeitige Hauptarbeitsgebiete: anthroposophisch-menschenkundliches Verständnis der Heilmittelwirksamkeit und Heilmittelfindung; goetheanistische Pflanzenkunde und klinisch orientierte Heilpflanzenforschung; Schmerztherapie mit homöopathischen und anthroposophischen Arzneimitteln.